PERGUNTAS E RESPOSTAS EM
CIRURGIA
DO OMBRO

PERGUNTAS E RESPOSTAS EM
CIRURGIA DO OMBRO

Nivaldo Souza Cardozo Filho

Paulo Santoro Belangero

Paulo Henrique Schmidt Lara

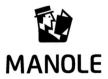

©2020 Editora Manole Ltda. por meio de contrato de coedição com o autor Nivaldo Souza Cardozo Filho.

Editor-gestor: Walter Luiz Coutinho
Editora: Eliane Otani
Coordenação e produção editorial: Eliane Otani/Visão Editorial
Projeto gráfico e diagramação: Eliane Otani/Visão Editorial

Foto da questão 32: gentilmente cedida pelo Dr. Bernardo B. Terra.
Demais fotos do miolo: acervo pessoal dos autores.
Ilustrações do miolo: Sírio Cançado
Imagem da capa: iStock
Capa: Sopros Design

CIP-BRASIL. CATALOGAÇÃO NA PUBLICAÇÃO
SINDICATO NACIONAL DOS EDITORES DE LIVROS, RJ

C269p

    Cardozo Filho, Nivaldo Souza
      Perguntas e respostas em cirurgia do ombro / Nivaldo Souza Cardozo Filho, Paulo Santoro Belangero, Paulo Henrique Schmidt Lara ; colaboração Alberto de Castro Pochini. - 1. ed. - Barueri [SP] : Manole, 2020.
      104 p. ; 23 cm.

    Inclui bibliografia
    ISBN 978-85-204-6073-3

    1. Ombros - Cirurgia. 2. Ombros - Cirurgia - Problemas, questões e exercícios. I. Belangero, Paulo Santoro. II. Lara, Paulo Henrique Schmidt. III. Pochini, Alberto de Castro. IV. Título.

| 20-64227 | CDD: 617.572 |
| | CDU: 617.571-089 |

Leandra Felix da Cruz Candido - Bibliotecária - CRB-7/6135

Todos os direitos reservados.
Nenhuma parte deste livro poderá ser reproduzida, por qualquer processo, sem a permissão expressa dos editores.
É proibida a reprodução por xerox.
A Editora Manole é filiada à ABDR – Associação Brasileira de Direitos Reprográficos.

1ª edição – 2020

Editora Manole Ltda.
Avenida Ceci, 672 – Tamboré
06460-120 – Barueri – SP – Brasil
Tel.: (11) 4196-6000
www.manole.com.br | http://atendimento.manole.com.br
Impresso no Brasil | *Printed in Brazil*

São de responsabilidade dos autores as informações contidas nesta obra.

SOBRE OS AUTORES

NIVALDO SOUZA CARDOZO FILHO

Graduado em Medicina pela Universidade Federal da Bahia (UFBA) (2004). Residência Médica em Ortopedia e Traumatologia e Especialização em Cirurgia do Ombro e Cotovelo e Videoartroscopia pela Escola Paulista de Medicina da Universidade Federal de São Paulo (EPM-Unifesp). *Fellow* em Cirurgia do Ombro e Cotovelo pela Mayo Clinic, EUA. Mestrando do Programa de Pós-graduação (Mestrado Profissional) em Ciências da Saúde Aplicada ao Esporte e à Atividade Física do Centro de Traumatologia do Esporte (CETE) da Disciplina de Medicina do Esporte e Atividade Física do Departamento de Ortopedia e Traumatologia da EPM-Unifesp. Coordenador do Grupo de Ombro e Cotovelo do Hospital Central Sermege, Camaçari, BA. Coordenador do Programa de Residência Médica em Ortopedia e Traumatologia do Hospital do Oeste, Barreiras, BA. Membro da International Society of Arthroscopy, Knee Surgery and Orthopaedic Sports Medicine (ISAKOS) e da American Academy of Orthopaedic Surgeons (AAOS). Membro Titular da Sociedade Brasileira de Ortopedia e Traumatologia (SBOT), da Sociedade Brasileira de Cirurgia de Ombro e Cotovelo (SBCOC) e da Sociedad Latinoamericana de Ortopedia y Traumatología (SLAOT).

PAULO SANTORO BELANGERO

Graduado em Medicina (2007) e Doutor em Cirurgia Translacional (2016) pela EPM-Unifesp. Experiência na área de Ortopedia (Medicina), com ênfase em Cirurgia do Ombro e Cotovelo, e de Traumatologia do Esporte. Professor Afiliado do Departamento de Ortopedia e Traumatologia da EPM-Unifesp. Vice-chefe da Disciplina de Medicina do Esporte e Atividade Física do Departamento de Ortopedia e Traumatologia da EPM-Unifesp.

PAULO HENRIQUE SCHMIDT LARA

Graduado em Medicina pela Faculdade de Medicina do ABC (2012). Residência Médica em Ortopedia e Traumatologia pela EPM-Unifesp (2016). Especialização em Cirurgia do Ombro e Cotovelo (2018) e em Traumatologia do Esporte (2017) pelo CETE/EPM-Unifesp e em Ortopedia e Traumatologia pela SBOT (2016). Membro do Grupo de Ombro e Cotovelo do CETE/EPM-Unifesp, da Sociedade Brasileira de Artroscopia e Traumatologia do Esporte (SBRATE) e da Sociedade Brasileira de Cirurgia do Joelho (SBCJ).

COLABORADORES

ALBERTO DE CASTRO POCHINI

Graduado em Medicina pela Escola Paulista de Medicina da Universidade Federal de São Paulo (EPM-Unifesp) (1995). Mestre (2006) e Doutor (2010) em Ortopedia e Traumatologia pela EPM-Unifesp. Pós-doutor em parceria com o Centro de Traumatologia do Esporte (CETE) da Disciplina de Medicina do Esporte e Atividade Física do Departamento de Ortopedia e Traumatologia com o Departamento de Psicobiologia, ambos da EPM-Unifesp. *Travelling Fellowship* pelo Andrews Institute/Steadman Clinic and Steadman Philippon Research Institute, Vail, CO, EUA (2006). Professor Adjunto do Departamento de Ortopedia e Traumatologia da EPM-Unifesp. Chefe da Disciplina de Medicina do Esporte e Atividade Física do Departamento de Ortopedia e Traumatologia da EPM-Unifesp. Membro da Comissão de Graduação da Unifesp. Médico ligado à Confederação Brasileira de Levantamento de Peso Básico. Coordenador do Grupo de Joelho credenciado pela Sociedade Brasileira de Cirurgia de Joelho (SBCJ) (Hospital Novo Atibaia). Revisor do periódico *The American Journal of Sports Medicine*. Membro da Comissão de Educação da Sociedade Brasileira de Cirurgia de Ombro e Cotovelo (SBCOC).

BENNO EJNISMAN

Graduado em Medicina pela Pontifícia Universidade Católica de São Paulo (PUC-SP) (1991). Mestre (1997) e Doutor (2001) em Ortopedia e Traumatologia pela EPM-Unifesp. Membro Assistente do Setor de Traumatologia do Esporte e do Grupo de Ombro e Cotovelo, e Coordenador Assistente do Curso de Especialização em Ortopedia e Traumatologia do Esporte do Departamento de Ortopedia e Traumatologia da EPM-Unifesp (desde 1998). Professor Adjunto (2012) e Chefe da Disciplina de Medicina do Esporte e Atividade Física do Departamento de Ortopedia e Traumatologia da EPM-Unifesp. Título de Professor Afiliado pela EPM-Unifesp (2012). Supervisor do Programa de Residência Médica em Medicina Esportiva da EPM-Unifesp (2015). Secretário e Coordenador Regional da Sociedade Brasileira de Ortopedia e Traumatologia (SBOT). Membro do Corpo Editorial da *Revista Brasileira de Medicina* (RBM) (desde 2009). Membro do Comitê da International Society of Arthroscopy, Knee Surgery and Orthopaedic Sports Medicine (ISAKOS) (2009-2011).

CARINA COHEN GRYNBAUM

Graduada em Medicina pela Faculdade de Ciências Médicas da Santa Casa de São Paulo (FCMSCSP) (2006). Residência Médica em Ortopedia e Traumatologia (2009) e Especialização em Ombro e Cotovelo (2010) pela FCMSCSP. Doutoranda em Cirurgia Translacional da EPM-Unifesp. Médica do Grupo de Ombro e Cotovelo do CETE/EPM-Unifesp (desde 2011). Revisora do *Case Reports in Orthopaedics (Hindawi Publishing Corporation)*. Membro da ISAKOS, do Upper Extremity Committee da ISAKOS, da American Academy of Orthopaedic Surgeons (AAOS). Membro Titular da SBOT, da SBCOC e da Sociedade Brasileira de Artroscopia e Traumatologia do Esporte (SBRATE).

CARLOS VICENTE ANDREOLI

Graduado em Medicina pela PUC-SP (1993). Especialização em Medicina Desportiva (1994) e em Ortopedia e Traumatologia no Esporte (1998) pela EPM-Unifesp. Residência Médica em Ortopedia e Traumatologia pelo Instituto de Assistência Médica ao Servidor Público Estadual (IAMSPE) (1997). Mestre em Ciências (2005) e Doutor (2010) em Ortopedia e Traumatologia pela EPM-Unifesp. Chefe do Setor de Traumatologia do Esporte (2010-2012), Professor Adjunto (2014) e Professor Afiliado (2014-2016) do Departamento de Ortopedia e Traumatologia da EPM-Unifesp. Orientador do Programa de Residência Médica em Medicina Esportiva da EPM-Unifesp (desde 2013). Orientador do Programa de Pós-graduação (Mestrado Profissional) em Ciências da Saúde Aplicada ao Esporte e à Atividade Física do CETE/EPM-Unifesp (desde 2016). Médico Ortopedista da Confederação Brasileira de Basketball (CBB) (2003-2011). Médico Ortopedista da For Athletes (2004-2012). Membro da Comissão Científica (desde 2011), 2° Tesoureiro (2015) e 1° Tesoureiro (2016) da SBRATE.

DEGINALDO HOLANDA CHAVES

Graduado em Medicina pela Universidade Federal do Ceará (2011). Residência Médica em Ortopedia e Traumatologia pelo Instituto Dr. José Frota, Fortaleza, Ceará (2017). Especialização em Cirurgia do Ombro e Cotovelo pelo CETE/EPM-Unifesp (2019). Membro da SBOT (2017), da SBCOC (2019) e da Sociedade Brasileira de Trauma Ortopédico (2019).

EDUARDO ANTÔNIO FIGUEIREDO

Graduado em Medicina pela Faculdade de Medicina de Itajubá (FMIt) (2006). Residência Médica em Ortopedia e Traumatologia pela Universidade Taubaté (2010) e em Cirurgia do Ombro e Cotovelo pelo CETE/EPM--Unifesp (2011). Doutor em Cirurgia Translacional pela EPM-Unifesp (2019). Médico do Grupo de Ombro e Cotovelo do CETE/EPM-Unifesp. Membro da ISAKOS e da AAOS. Membro Titular da SBOT, da SBCOC e da Sociedade Latinoamericana de Ortopedia y Traumatología (SLAOT).

GUILHERME AUGUSTO STIRMA

Graduado em Medicina pela Universidade Positivo (UP) (2013). Residência Médica em Ortopedia e Traumatologia pelo Hospital do Trabalhador (HT) e pelo Hospital de Clínicas da Universidade Federal do Paraná (UFPR) (2018). Especialização em Cirurgia do Ombro e Cotovelo pelo CETE/EPM-Unifesp (2019). *Fellowship* em Cirurgia de Cotovelo pelo Roth McFarlane Hand and Upper Limb Centre, em Ontario, Canadá (2019). Mestrando do Programa de Pós-graduação (Mestrado Profissional) em Ciências da Saúde Aplicada ao Esporte e à Atividade Física da EPM-Unifesp do CETE/EPM-Unifesp. Médico do Grupo de Ombro e Cotovelo do CETE/EPM-Unifesp. Médico do Corpo Clínico de Cirurgia de Ombro e Cotovelo do Hospital Dona Helena, Joinville, SC. Membro Titular da SBOT, da SBCOC e da SBRATE.

GUSTAVO GONÇALVES ARLIANI

Graduado em Medicina (2006) e Residência Médica em Ortopedia e Traumatologia (2009) pela EPM-Unifesp. Especialização em Traumatologia do Esporte pelo CETE/EPM-Unifesp (2010). Doutor em Cirurgia Translacional pela EPM-Unifesp (2014). Preceptor da Residência Médica em Ortopedia e Traumatologia da EPM-Unifesp (desde 2012). Coordenador do Núcleo Interdisciplinar de Pesquisa no Esporte (NIPE) e do Ambulatório de Lesões por Sobrecarga, ambos do CETE/EPM-Unifesp. Chefe do CETE/EPM-Unifesp. Professor Afiliado do Departamento de Ortopedia e Traumatologia da EPM-Unifesp. Diretor do Centro de Excelência Médico da FIFA da EPM-Unifesp. Revisor dos periódicos *Clinics, Einstein, International Journal of Sports Medicine, Knee Surgery, Sports Traumatology, Arthroscopy* e *São Paulo Medical Journal*. Membro do Comitê Médico da Federação Paulista de Futebol (FPF). Membro da SBOT e da SBCJ.

LEANDRO MASINI RIBEIRO

Graduado em Medicina (2012) e Residência Médica em Ortopedia e Traumatologia (2016) pela EPM-Unifesp. Mestre em Ciências da Saúde Aplicada ao Esporte e à Atividade Física pelo CETE/EPM-Unifesp (2019). Médico Assistente voluntário do Grupo de Ombro e Cotovelo do CETE/EPM-Unifesp. Membro Titular da SBCOC.

PREFÁCIO

Recebi o convite com alegria e o aceitei de forma mais impulsiva ainda para escrever este prefácio. Acompanho com muita honra os autores, Nivaldo S. Cardozo Filho, Paulo S. Belangero e Paulo H. S. Lara, e seu crescimento como pesquisadores e cirurgiões exponenciais desde a época de suas residências médicas.

A cirurgia de ombro e cotovelo tem apresentado significativo crescimento nas últimas décadas e, no Brasil, tem havido um aumento expressivo de cirurgiões especialistas nessas articulações. O crescimento da especialidade reflete diretamente no desenvolvimento constante da Sociedade Brasileira de Cirurgia de Ombro e Cotovelo (SBCOC). Trata-se de uma das maiores sociedades da área no mundo e que, ao decidir criar o exame para ingresso como membro, valorizou ainda mais seus jovens membros, aumentando seu nível científico como um todo.

Esta excelente obra oferece um conteúdo fundamental tanto para a formação de novos especialistas quanto para a reciclagem de profissionais mais experientes. Assim, representa um convite a todos para que se mantenham atualizados sobre as novas técnicas e conceitos da especialidade.

Uma ótima leitura e estudo a todos!

Benno Ejnisman
Presidente da SBCOC (2018)

"O saber a gente aprende com os mestres e os livros.
A sabedoria se aprende é com a vida e com os humildes."
Cora Coralina

SUMÁRIO

CAPÍTULO 1   EMBRIOLOGIA   *15*

CAPÍTULO 2   ANATOMIA   *19*

CAPÍTULO 3   AVALIAÇÃO CLÍNICA   *21*

CAPÍTULO 4   AVALIAÇÃO RADIOGRÁFICA   *23*

CAPÍTULO 5   FRATURA DO ÚMERO PROXIMAL   *27*

CAPÍTULO 6   FRATURA DA ESCÁPULA   *31*

CAPÍTULO 7   FRATURA DA CLAVÍCULA   *33*

CAPÍTULO 8   ARTICULAÇÃO ACROMIOCLAVICULAR   *39*

CAPÍTULO 9   ARTICULAÇÃO ESTERNOCLAVICULAR   *43*

CAPÍTULO 10   INFECÇÃO   *45*

CAPÍTULO 11   AFECÇÕES PEDIÁTRICAS   *49*

CAPÍTULO 12   INSTABILIDADE DO OMBRO   *53*

CAPÍTULO 13   MANGUITO ROTADOR   *79*

CAPÍTULO 14   ARTROSCOPIA DO OMBRO   *81*

CAPÍTULO 15   ARTROSE DO OMBRO   *87*

CAPÍTULO 16   BÍCEPS   *89*

CAPÍTULO 17   PROBLEMAS NEUROLÓGICOS   *93*

CAPÍTULO 18   CAPSULITE ADESIVA   *95*

CAPÍTULO 19   OMBRO EM ATLETAS   *97*

RESPOSTAS   *99*

BIBLIOGRAFIA   *101*

CAPÍTULO 1 — EMBRIOLOGIA

1. A modificação mais notável no desenvolvimento do osso da escápula em si é na relação entre o comprimento (medido ao longo da base da espinha) e a largura (medida do ângulo superior ao ângulo inferior) da escápula (índice escapular). Assinale a alternativa correta.
   a. O tamanho da fossa infraespinhal aumentou gradualmente ao longo do tempo em relação ao comprimento da espinha da escápula. Esse aumento relativo levou a uma diminuição no índice escapular.
   b. O tamanho da fossa infraespinhal diminuiu gradualmente ao longo do tempo em relação ao comprimento da espinha da escápula. Esse aumento relativo levou a uma diminuição no índice escapular.
   c. O tamanho da fossa infraespinhal aumentou gradualmente ao longo do tempo em relação ao comprimento da espinha da escápula. Esse aumento relativo levou a um aumento no índice escapular.
   d. O tamanho da fossa infraespinhal diminuiu gradualmente ao longo do tempo em relação ao comprimento da espinha da escápula. Esse aumento relativo levou a um aumento no índice escapular.

   (Fonte: Rockwood and Matsen's The Shoulder, 5.ed., p. 3)

2. Os brotos dos membros superiores aparecem durante os primeiros dias da _____ semana da vida fetal. A resposta da lacuna é:
   a. 3ª.
   b. 4ª.
   c. 5ª.
   d. 6ª.

   (Fonte: Rockwood and Matsen's The Shoulder, 5.ed., p. 3)

3. Em quantas semanas é iniciada a ossificação da clavícula?
   a. 4.
   b. 5.
   c. 6.
   d. 7.

   (Fonte: Rockwood and Matsen's The Shoulder, 5.ed., p. 3)

4. A escápula fica no nível de C4 e C5. Ela gradualmente desce à medida que se desenvolve. A falha da escápula para descer é chamada de deformidade de Sprengel. Em qual semana esse evento ocorre?

a. 4ª.
b. 5ª.
c. 6ª.
d. 7ª.

(Fonte: Rockwood and Matsen's The Shoulder, 5.ed., p. 7)

5. A formação do recesso axilar apresenta:

a. A porção anterior do ligamento glenoumeral inferior (GHI) como estrutura única.
b. A porção anterior do ligamento GHI como mais importante do que a banda posterior.
c. A porção posterior do ligamento GHI como estrutura única.
d. A porção posterior do ligamento GHI como mais importante do que a banda anterior.

(Fonte: Rockwood and Matsen's The Shoulder, 5.ed., p. 10)

6. A *fovea capitis* é o local de inserção do:

a. Ligamento glenoumeral superior.
b. Ligamento glenoumeral médio.
c. Ligamento glenoumeral inferior.
d. Cabo longo do bíceps.

(Fonte: Rockwood and Matsen's The Shoulder, 5.ed., p. 10)

7. DePalma et al. (1949) descreveram seis variações comuns ou tipos de recessos na cápsula anterior. A mais comum é:

a. O tipo 1, que tem um recesso sinovial acima do ligamento glenoumeral médio.
b. O tipo 2, que tem um recesso sinovial abaixo do ligamento glenoumeral médio.
c. O tipo 3, que tem um recesso acima e um abaixo do ligamento glenoumeral médio.
d. O tipo 4, que tem um grande recesso acima do ligamento inferior, sendo ausente o ligamento glenoumeral médio.

(Fonte: Rockwood and Matsen's The Shoulder, 5.ed., p. 26)

8. Em quais porcentagens as artérias contribuem para o suprimento arterial dos tendões do manguito rotador?

a. Supraescapular (100%), circunflexa umeral anterior (100%), circunflexa posterior (100%), toracoacromial (76%), supraumeral (59%) e subescapular (38%).

b. Supraescapular (100%), circunflexa umeral anterior (100%), circunflexa posterior (70%), toracoacromial (76%), supraumeral (59%) e subescapular (18%).

c. Supraescapular (100%), circunflexa umeral anterior (100%), circunflexa posterior (100%), toracoacromial (26%), supraumeral (19%) e subescapular (08%).

d. Supraescapular (100%), circunflexa umeral anterior (100%), circunflexa posterior (100%), toracoacromial (100%), supraumeral (59%) e subescapular (38%).

(Fonte: Rockwood and Matsen's The Shoulder, 5.ed., p. 26)

9. O suprimento vascular do manguito rotador depende da posição do braço, com menor preenchimento observado quando o braço está em:

a. Flexão.
b. Adução.
c. Abdução.
d. Rotação medial.

(Fonte: Rockwood and Matsen's The Shoulder, 5.ed., p. 27)

10. Assinale a afirmativa incorreta.

a. Anteriormente, o nervo axilar e o nervo supraescapular fornecem a maior parte do suprimento nervoso para a cápsula e a articulação glenoumeral. Em alguns casos, o nervo musculocutâneo inerva a porção anterossuperior.

b. Superiormente, os nervos que constituem as principais contribuições são dois ramos do nervo axilar; um ramo procedendo anteriormente até o processo coracoide e ligamento coracoacromial, e o outro ramo atingindo a face posterior da articulação.

c. Outros nervos que contribuem para essa região da articulação superior são o nervo supraescapular, o nervo musculocutâneo e os ramos do nervo torácico anterior.

d. Posteriormente, os principais nervos são o nervo supraescapular na região superior e o nervo axilar na região inferior.

(Fonte: Rockwood and Matsen's The Shoulder, 5.ed., p. 29)

CAPÍTULO 2 — ANATOMIA

11. A maior parte da elevação da articulação esternoclavicular ocorre em qual faixa de elevação do braço?
  a. 10 a 30 graus.
  b. 30 a 60 graus.
  c. 30 a 90 graus.
  d. 90 a 120 graus.
  (Fonte: Rockwood and Matsen's The Shoulder, 5.ed., p. 37)

12. Qual é a distância média entre a face lateral da clavícula e a face medial da tuberosidade do conoide?
  a. 30 mm.
  b. 45 mm.
  c. 60 mm.
  d. 75 mm.
  (Fonte: Rockwood and Matsen's The Shoulder, 5.ed., p. 39)

13. Quantos graus de rotação ocorrem entre o acrômio e a clavícula com a movimentação do braço?
  a. 5 graus.
  b. 10 graus.
  c. 15 graus.
  d. 20 graus.
  (Fonte: Rockwood and Matsen's The Shoulder, 5.ed., p. 39)

14. Os ligamentos acromioclaviculares são responsáveis por qual porcentagem da estabilidade anteroposterior da articulação acromioclavicular?
  a. 25%.
  b. 50%.
  c. 90%.
  d. 100%.
  (Fonte: Rockwood and Matsen's The Shoulder, 5.ed., p. 39)

15. A versão média da glenoide é de:
  a. 2 graus de anteversão até 9 graus de retroversão.
  b. 9 graus de anteversão até 2 graus de retroversão.
  c. 5 graus de anteversão até 5 graus de retroversão.
  d. 2 graus de anteversão até 2 graus de retroversão.
  (Fonte: Rockwood and Matsen's The Shoulder, 5.ed., p. 42)

16. De acordo com o estudo de Churchill et al. (2001), a maior retroversão da glenoide foi encontrada em:
a. Homens e brancos.
b. Homens e asiáticos.
c. Mulheres e negros.
d. Mulheres e brancos.

(Fonte: Rockwood and Matsen's The Shoulder, 5.ed., p. 42)

17. O músculo infraespinhal é responsável por qual porcentagem da força de rotação lateral?
a. 40%.
b. 50%.
c. 60%.
d. 70%.

(Fonte: Rockwood and Matsen's The Shoulder, 5.ed., p. 56)

18. Qual é o vaso mais constante na vascularização do músculo redondo menor?
a. Ramo da artéria circunflexa escapuloumeral posterior.
b. Ramo da artéria circunflexa escapuloumeral anterior.
c. Ramo da artéria axilar.
d. Ramo da artéria subclávia.

(Fonte: Rockwood and Matsen's The Shoulder, 5.ed., p. 58)

CAPÍTULO 3 — AVALIAÇÃO CLÍNICA

19. O local de dor referido mais comum para a doença do manguito rotador ou bursite do ombro é:
   a. Escápula.
   b. Cervical.
   c. Anterior do braço.
   d. Inserção do músculo deltoide.
   (Fonte: Rockwood and Matsen's The Shoulder, 5.ed., p. 98)

20. Qual é o principal objetivo do teste da gaveta anterior e posterior do ombro?
   a. Avaliar a integridade do ligamento glenoumeral inferior.
   b. Avaliar a integridade do manguito rotador, principalmente subescapular e redondo menor.
   c. Avaliar a integridade do ligamento glenoumeral superior.
   d. É um método alternativo para avaliar a frouxidão do ombro.
   (Fonte: Rockwood and Matsen's The Shoulder, 5.ed., p. 110)

21. Segundo o estudo de van Kampen et al. (2013), os testes clínicos de maior sensibilidade e especificidade para a instabilidade anterior do ombro são, respectivamente:
   a. Apreensão e gaveta anterior.
   b. Gaveta anterior e recolocação.
   c. Surpresa e apreensão.
   d. Gaveta anterior e surpresa.
   (Fonte: Rockwood and Matsen's The Shoulder, 5.ed., p. 111)

22. A avaliação isolada do músculo subescapular é difícil, pois diversos músculos da cintura escapular contribuem para a rotação medial. Dentre os testes abaixo, qual é o mais específico para a avaliação do subescapular?
   a. *Lift-off test.*
   b. *Belly-press.*
   c. *Bear hug.*
   d. Cage.
   (Fonte: Rockwood and Matsen's The Shoulder, 5.ed., p. 112)

23. O teste de impacto de Hawkins-Kennedy é positivo quando:
   a. Há dor com impacto da tuberosidade maior sobre o acrômio e o arco coracoacromial.
   b. Nota-se alívio da dor após injeção de lidocaína no espaço subacromial.
   c. Há dor associada à elevação do braço no plano da escápula contra resistência.
   d. Verifica-se dor com impacto da tuberosidade maior sobre o ligamento coracoacromial e/ou a articulação acromioclavicular.
   (Fonte: Rockwood and Matsen's The Shoulder, 5.ed., p. 116)

24. O teste de Yergason avalia:
   a. Patologia de cabeça longa do bíceps.
   b. Tendinopatia do bíceps distal.
   c. Ruptura do bíceps distal.
   d. Lesão do tendão supraespinhal.
   (Fonte: Rockwood and Matsen's The Shoulder, 5.ed., p. 120)

25. O teste mais específico para a avaliação de patologias do bíceps proximal é:
   a. *Upper cut.*
   b. Yergason.
   c. Speed.
   d. Ludington.
   (Fonte: Rockwood and Matsen's The Shoulder, 5.ed., p. 120)

26. Segundo o *crank test*, assinale a alternativa verdadeira.
   a. É similar ao teste de McMurray do joelho.
   b. É realizado com o membro superior em 160 graus de flexão anterior com o paciente na posição sentada ou supinada.
   c. Avalia a lesão labral superior.
   d. Todas as anteriores.
   (Fonte: Rockwood and Matsen's The Shoulder, 5.ed., p. 122)

27. O teste de Kim avalia:
   a. Lesão labral superior (SLAP).
   b. Lesão labral anteroinferior (Bankart).
   c. Lesão labral posteroinferior.
   d. Frouxidão ligamentar do ombro.
   (Fonte: Rockwood and Matsen's The Shoulder, 5.ed., p. 124)

CAPÍTULO 4 — AVALIAÇÃO RADIOGRÁFICA

28. A modificação para a incidência axilar é denominada:
    a. Velpeau.
    b. Perfil escapular.
    c. AP verdadeiro.
    d. Garth.
    (Fonte: Rockwood and Matsen's The Shoulder, 5.ed., p. 140)

29. A incidência radiográfica mostrada na figura é:
    a. Garth.
    b. West Point.
    c. AP verdadeiro.
    d. Stryker *notch*.
    (Fonte: Rockwood and Matsen's The Shoulder, 5.ed., p. 142)

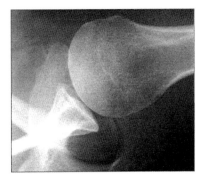

30. A imagem demonstra como é realizada a incidência de:
    a. Garth.
    b. West Point.
    c. AP verdadeiro.
    d. Stryker *notch*.
    (Fonte: Rockwood and Matsen's The Shoulder, 5.ed., p. 142)

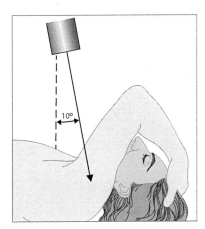

31. Qual é a melhor incidência radiográfica para se ver a lesão de Hill-Sachs?
   a. AP com rotação interna.
   b. West Point.
   c. AP verdadeiro.
   d. Stryker *notch*.
   (Fonte: Rockwood and Matsen's The Shoulder, 5.ed., p. 142)

32. A lesão labral mostrada na figura é:
   a. Perthes.
   b. SLAP.
   c. ALPSA.
   d. Kim *lesion*.
   (Fonte: Rockwood and Matsen's The Shoulder, 5.ed., p. 149)

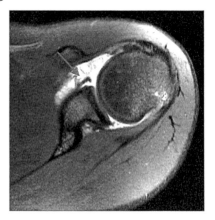

33. A incidência mostrada nas figuras é para melhor visualizar:
   a. Articulação acromioclavicular.
   b. Glenoide.
   c. Úmero proximal.
   d. Coracoide.
   (Fonte: Rockwood and Matsen's The Shoulder, 5.ed., p. 156)

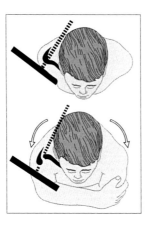
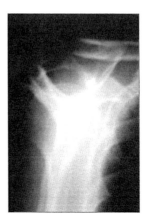

34. A interpretação da imagem para a articulação esternoclavicular é:
   a. Se luxada anterior, está no mesmo nível da contralateral.
   b. Se luxada posterior, está superior à articulação esternoclavicular.
   c. Se luxada posterior, está no mesmo nível da contralateral.
   d. Se luxada posterior, está inferior à articulação esternoclavicular.
   (Fonte: Rockwood and Matsen's The Shoulder, 5.ed., p. 157)

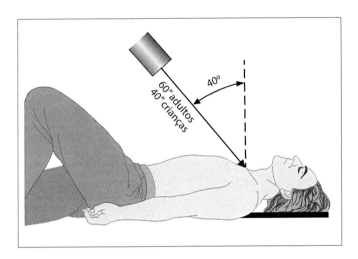

35. Qual é a melhor incidência para visualizar acrômio ganchoso com calcificação do ligamento coracoacromial?
   a. AP verdadeiro.
   b. AP 30 graus caudal.
   c. AP 30 graus cefálico.
   d. Axilar.
   (Fonte: Rockwood and Matsen's The Shoulder, 5.ed., p. 159)

CAPÍTULO 5 — FRATURA DO ÚMERO PROXIMAL

36. Assinale a alternativa falsa sobre as fraturas do úmero proximal.
- **a.** Correspondem a 5% de todas as fraturas.
- **b.** A taxa de tratamento cirúrgico tem se mantido constante.
- **c.** São o terceiro tipo mais frequente de fratura por insuficiência em pacientes acima de 65 anos.
- **d.** São mais frequentes em mulheres.

(Fonte: Rockwood and Matsen's The Shoulder, 5.ed., p. 183)

37. Qual das seguintes alternativas não é fator de risco para fratura do úmero proximal em idosos?
- **a.** Baixa densidade mineral óssea.
- **b.** Tabagismo.
- **c.** Ausência de reposição hormonal.
- **d.** Presença de duas doenças crônicas.

(Fonte: Rockwood and Matsen's The Shoulder, 5.ed., p. 183)

38. Qual é a distância média entre a porção mais superior da superfície articular do úmero até a porção mais superior da tuberosidade maior?
- **a.** 7 mm.
- **b.** 8 mm.
- **c.** 9 mm.
- **d.** 10 mm.

(Fonte: Rockwood and Matsen's The Shoulder, 5.ed., p. 183)

39. A artéria de Laing (arqueada) que supre a cabeça umeral é:
- **a.** O ramo anterolateral da artéria circunflexa umeral anterior.
- **b.** O ramo anteromedial da artéria circunflexa umeral anterior.
- **c.** O ramo anterolateral da artéria circunflexa umeral posterior.
- **d.** O ramo anteromedial da artéria circunflexa umeral posterior.

(Fonte: Rockwood and Matsen's The Shoulder, 5.ed., p. 184)

40. Qual é o nervo mais comumente lesado em fraturas do úmero proximal?
- **a.** Supraescapular.
- **b.** Axilar.
- **c.** Musculocutâneo.
- **d.** Ulnar.

(Fonte: Rockwood and Matsen's The Shoulder, 5.ed., p. 185)

41. Quais são os critérios para um fragmento ser considerado desviado na classificação de Neer do úmero proximal?
   a. Separação > 10 mm e angulação > 30 graus.
   b. Separação > 1 cm e angulação > 45 graus.
   c. Separação > 10 mm e angulação > 15 graus.
   d. Separação > 1 cm e angulação > 60 graus.
   (Fonte: Rockwood and Matsen's The Shoulder, 5.ed., p. 187)

42. Qual dos seguintes não é um critério de prognóstico de isquemia em fraturas do úmero proximal, segundo Hertel et al. (2004)?
   a. Fratura do colo cirúrgico.
   b. Menos que 8 mm de extensão metafisária.
   c. Ruptura da dobradiça medial.
   d. Fratura do colo anatômico.
   (Fonte: Rockwood and Matsen's The Shoulder, 5.ed., p. 189)

43. A partir de qual desvio indica-se correção cirúrgica de fratura isolada da tuberosidade maior?
   a. 4 mm.
   b. 5 mm.
   c. 6 mm.
   d. 7 mm.
   (Fonte: Rockwood and Matsen's The Shoulder, 5.ed., p. 190)

44. Todos os casos a seguir são indicações de redução fechada e fixação percutânea, exceto:
   a. Fratura em 2 partes.
   b. Fratura em 3 partes.
   c. Fratura em 4 partes impactada em varo.
   d. Fratura em 4 partes impactada em valgo.
   (Fonte: Rockwood and Matsen's The Shoulder, 5.ed., p. 205)

45. Qual das seguintes alternativas não é um fator de mal prognóstico para hemiartroplastia do úmero realizada devido à fratura?
   a. Posição inadequada das tuberosidades.
   b. Reabsorção da tuberosidade.
   c. Migração superior da prótese umeral.
   d. Mulheres acima de 80 anos.
   (Fonte: Rockwood and Matsen's The Shoulder, 5.ed., p. 210)

46. A qual distância a placa deve ser colocada abaixo da tuberosidade maior do úmero para evitar o risco de impacto?
a. 6 mm.
b. 8 mm.
c. 10 mm.
d. 12 mm.
(Fonte: Rockwood and Matsen's The Shoulder, 5.ed., p. 215)

47. Qual é o correto ponto de entrada da haste umeral?
a. 2 cm posterior à goteira bicipital.
b. 2 cm anterior à goteira bicipital.
c. 1,5 cm posterior à goteira bicipital.
d. 1,5 cm lateral à goteira bicipital.
(Fonte: Rockwood and Matsen's The Shoulder, 5.ed., p. 216)

48. Qual das seguintes não é uma indicação de realização de hemiartroplastia primária?
a. Fratura-luxação.
b. Fraturas com mais de 10 graus de angulação em varo em pacientes com osso osteopênico.
c. Luxação anterior crônica com envolvimento maior de 40% da superfície articular em pacientes idosos com osso osteopênico.
d. Luxação posterior crônica com envolvimento maior que 40% da superfície articular em pacientes idosos com osso osteopênico.
(Fonte: Rockwood and Matsen's The Shoulder, 5.ed., p. 217)

49. Qual dos seguintes métodos não é utilizado para ajuste da correta retroversão umeral na hemiartroplastia do ombro?
a. Rotação lateral de 30 graus do úmero em relação ao plano sagital.
b. Uma linha imaginária do eixo epicondilar do úmero distal que passa pelo eixo da prótese.
c. A aleta anterior da prótese deve ficar aproximadamente 8 mm posterior à goteira bicipital.
d. A aleta lateral da prótese deve ficar aproximadamente 8 mm posterior à goteira bicipital.
(Fonte: Rockwood and Matsen's The Shoulder, 5.ed., p. 217)

50. Segundo Murachovsky et al. (2006), qual é a distância média entre a parte superior do tendão do peitoral maior e a superfície articular superior do úmero?
a. 3,6 cm.
b. 4,6 cm.
c. 5,6 cm.
d. 6,6 cm.
(Fonte: Rockwood and Matsen's The Shoulder, 5.ed., p. 220)

51. Qual das alternativas a seguir não é contraindicação absoluta para a realização de artroplastia reversa?
a. Fratura exposta.
b. Lesão do nervo axilar.
c. Disfunção do deltoide.
d. Lesão do plexo braquial.
(Fonte: Rockwood and Matsen's The Shoulder, 5.ed., p. 223)

52. Qual dos seguintes testes não é utilizado para avaliar a estabilidade do implante na artroplastia reversa do ombro?
a. Tração longitudinal em rotação neutra.
b. Palpação do tendão conjunto.
c. Rotação medial com o braço ao lado do corpo.
d. Avaliação do implante em rotações medial e lateral máximas.
(Fonte: Rockwood and Matsen's The Shoulder, 5.ed., p. 226)

CAPÍTULO 6 — FRATURA DA ESCÁPULA

53. Qual é a ordem de incidência das fraturas escapulares?
- **a.** Corpo e espinha, acrômio e glenoide.
- **b.** Glenoide, coracoide e espinha.
- **c.** Espinha e corpo, coracoide e glenoide.
- **d.** Corpo e espinha, glenoide e acrômio.

(Fonte: Rockwood and Matsen's The Shoulder, 5.ed., p. 245)

54. Qual é a média de lesões associadas de pacientes que apresentam fratura da escápula?
- **a.** 1,9.
- **b.** 2,9.
- **c.** 3,9.
- **d.** 4,9.

(Fonte: Rockwood and Matsen's The Shoulder, 5.ed., p. 246)

55. Qual dos seguintes não constitui um desvio significativo da fratura do colo escapular?
- **a.** Desvio > 1 mm do fragmento glenoidal.
- **b.** Desvio > 1 cm do fragmento glenoidal.
- **c.** Desvio angular na AP de, pelo menos, 40 graus da glenoide.
- **d.** Diminuição do ângulo glenopolar para menos de 20 graus.

(Fonte: Rockwood and Matsen's The Shoulder, 5.ed., p. 250)

56. Quais foram os tipos adicionados por Goss à classificação de Ideberg para fraturas da glenoide?
- **a.** Ib, Vb, Vc e VI.
- **b.** Ib, IV, Vc e VI.
- **c.** II, IV, Vb e VI.
- **d.** IV, Vb, Vc e VI.

(Fonte: Rockwood and Matsen's The Shoulder, 5.ed., p. 253)

57. Qual dos seguintes não é considerado um padrão de desvio significativo em uma fratura do lábio glenoidal?
- **a.** Desvio maior ou igual a 10 mm.
- **b.** Envolvimento maior ou igual a ¼ da cavidade anteriormente.
- **c.** Envolvimento maior ou igual a ¼ da cavidade posteriormente.
- **d.** Envolvimento maior ou igual a ⅓ da cavidade posteriormente.

(Fonte: Rockwood and Matsen's The Shoulder, 5.ed., p. 254)

CAPÍTULO 7 — **FRATURA DA CLAVÍCULA**

58. Embora o tratamento conservador das fraturas da clavícula continue a ser a base dos cuidados atuais, estudos recentes mostraram que o tratamento não operatório tem sido associado a todas as alternativas, exceto:
a. Dor crônica.
b. Fraqueza.
c. Retorno precoce às atividades.
d. Aumento na taxa de pseudartrose.
(Fonte: Rockwood and Matsen's The Shoulder, 5.ed., p. 292)

59. A embriologia da clavícula é única, pois é o primeiro osso do corpo a ossificar, por volta da:
a. 5ª semana de vida fetal.
b. 10ª semana de vida fetal.
c. 20ª semana de vida fetal.
d. 30ª semana de vida fetal.
(Fonte: Rockwood and Matsen's The Shoulder, 5.ed., p. 292)

60. As placas de crescimento epifisário desenvolvem-se nas extremidades medial e lateral da clavícula, mas apenas o esternal está presente radiograficamente. A placa de crescimento medial da clavícula provavelmente contribui com até:
a. 20% do comprimento da clavícula.
b. 40% do comprimento da clavícula.
c. 60% do comprimento da clavícula.
d. 80% do comprimento da clavícula.
(Fonte: Rockwood and Matsen's The Shoulder, 5.ed., p. 292)

61. A embriologia da clavícula é única, pois é o único osso longo a ossificar por ossificação:
a. Intramembranácea passando por um estágio cartilaginoso.
b. Intramembranácea sem passar por um estágio cartilaginoso.
c. Endocondral sem passar por um estágio cartilaginoso.
d. Endocondral passando por um estágio cartilaginoso.
(Fonte: Rockwood and Matsen's The Shoulder, 5.ed., p. 292)

62. O nervo _____ é encontrado apenas profundamente à camada muscular platisma. Sabe-se que esses nervos causam neuromas dolorosos quando danificados por estilhaços de fratura ou lesão iatrogênica. A resposta da lacuna é:

a. Supraclavicular.
b. Torácico longo.
c. Dorsal da escápula.
d. Supraescapular.

(Fonte: Rockwood and Matsen's The Shoulder, 5.ed., p. 292-3)

63. Qual é o nervo mais frequentemente envolvido em complicações decorrentes de fraturas no terço médio da clavícula?

a. Musculocutâneo.
b. Mediano.
c. Ulnar.
d. Radial.

(Fonte: Rockwood and Matsen's The Shoulder, 5.ed., p. 294)

64. A clavícula também parece ser única como um osso longo, pois tem um suprimento sanguíneo predominantemente:

a. Periosteal.
b. Arterial intramedular.
c. Por uma artéria nutrícia.
d. Por vasos perfurantes.

(Fonte: Rockwood and Matsen's The Shoulder, 5.ed., p. 294)

65. A clavícula tem um suprimento sanguíneo predominantemente:

a. Anterior e inferior.
b. Anterior e superior.
c. Posterior e inferior.
d. Posterior e superior.

(Fonte: Rockwood and Matsen's The Shoulder, 5.ed., p. 294)

66. A estrutura que dista 4,8 mm da face inferior da clavícula, na sua porção medial, e se encontra em risco durante a fixação de uma fratura de clavícula é:

a. Veia subclávia.
b. Veia jugular interna.
c. Nervo peitoral lateral.
d. Artéria axilar.

(Fonte: Rockwood and Matsen's The Shoulder, 5.ed., p. 295)

67. Rockwood (1989) observou que a perda da clavícula resulta em todos os seguintes, exceto:
a. Perda incapacitante da função.
b. Ausência de fraqueza.
c. Queda do braço.
d. Dor secundária à irritação do plexo braquial.
(Fonte: Rockwood and Matsen's The Shoulder, 5.ed., p. 296)

68. Do total de 60 graus de rotação da escápula, quantos graus são decorrentes da elevação da clavícula como um todo pelo movimento da articulação esternoclavicular?
a. 10.
b. 20.
c. 30.
d. 40.
(Fonte: Rockwood and Matsen's The Shoulder, 5.ed., p. 297)

69. A não união e a má união de uma fratura de clavícula podem causar alterações significativas na orientação da escápula e da articulação glenoumeral. Essa orientação alterada é tipicamente uma deformidade rotatória:
a. Anterolateral e inferior.
b. Anterolateral e superior.
c. Anteromedial e superior.
d. Anteromedial e inferior.
(Fonte: Rockwood and Matsen's The Shoulder, 5.ed., p. 297)

70. A clavícula também atua como uma estrutura óssea para a origem e a inserção muscular. Quais são os músculos que se inserem na clavícula?
a. Trapézio, peitoral maior, esternocleidomastóideo, subclávio.
b. Trapézio, peitoral menor, esternocleidomastóideo, coracobraquial.
c. Levantador da escápula, peitoral maior, esternocleidomastóideo, subclávio.
d. Trapézio, peitoral menor, esternocleidomastóideo.
(Fonte: Rockwood and Matsen's The Shoulder, 5.ed., p. 298)

71. Os segmentos proximal e distal da clavícula são mecanicamente fixados por estruturas ligamentares e fixações musculares, enquanto o segmento do núcleo central é relativamente livre. Assim, a fratura classificada como grupo I de Craig é responsável por:
- **a.** 10% das fraturas da clavícula.
- **b.** 20% das fraturas da clavícula.
- **c.** 40% das fraturas da clavícula.
- **d.** 80% das fraturas da clavícula.

(Fonte: Rockwood and Matsen's The Shoulder, 5.ed., p. 299)

72. As fraturas do grupo II de Craig são subclassificadas em quatro tipos, de acordo com a localização dos ligamentos coracoclaviculares em relação aos fragmentos de fratura. O tipo mais comumente encontrado é o:
- **a.** I.
- **b.** II.
- **c.** III.
- **d.** IV.

(Fonte: Rockwood and Matsen's The Shoulder, 5.ed., p. 299)

73. Segundo a classificação de Craig para fraturas da clavícula, o tipo 3 do grupo 2 corresponde a:
- **a.** Desvio mínimo.
- **b.** Fratura de superfície articular.
- **c.** Cominuição.
- **d.** Separação fisária.

(Fonte: Rockwood and Matsen's The Shoulder, 5.ed., p. 299)

74. Em relação às fraturas por estresse da clavícula, assinale a alternativa verdadeira.
- **a.** Tendem a ser mais laterais.
- **b.** As radiografias sempre mostram alteração.
- **c.** A ressonância magnética pode facilmente detectar a lesão.
- **d.** Geralmente exigem tratamento cirúrgico.

(Fonte: Rockwood and Matsen's The Shoulder, 5.ed., p. 305)

75. Em uma lesão de plexo braquial com fratura da clavícula, qual é o nervo mais comumente acometido?
- **a.** Supraescapular.
- **b.** Supraclavicular.
- **c.** Axilar.
- **d.** Ulnar.

(Fonte: Rockwood and Matsen's The Shoulder, 5.ed., p. 310)

76. Em relação às pseudartroses da clavícula, assinale a alternativa verdadeira.
    a. A severidade do trauma não está relacionada.
    b. Nas fraturas ocasionadas pelo uso do cinto de segurança, há maior propensão à pseudartrose.
    c. A maioria das pseudartroses ocorre nas fraturas do terço distal.
    d. A maioria dos autores considera a pseudartrose após nove meses da fratura.
    (Fonte: Rockwood and Matsen's The Shoulder, 5.ed., p. 317)

77. Qual das seguintes alternativas não é uma indicação de tratamento cirúrgico na fratura de clavícula?
    a. Encurtamento maior que 10 mm.
    b. Lesão neurovascular.
    c. Ombro flutuante.
    d. Pacientes com doenças neurológicas, como Parkinson, que não toleram o tratamento conservador.
    (Fonte: Rockwood and Matsen's The Shoulder, 5.ed., p. 330)

78. Em relação à osteossíntese da clavícula com placa anterior, assinale a alternativa verdadeira.
    a. Há maior risco de proeminência do material de síntese.
    b. Há maior risco de lesão neurovascular.
    c. Há maior dissecção de partes moles.
    d. A fixação é mais fácil.
    (Fonte: Rockwood and Matsen's The Shoulder, 5.ed., p. 334)

79. Em relação ao tratamento cirúrgico das fraturas da clavícula, assinale a alternativa falsa.
    a. Tanto a osteossíntese com placas e parafusos quanto a com haste intramedular apresentam altas taxas de consolidação.
    b. A indicação absoluta para o uso de placa é uma pseudartrose com perda óssea.
    c. Geralmente, é necessária a retirada da haste intramedular da clavícula.
    d. Podem ser usadas duas placas em casos de pseudartrose.
    (Fonte: Rockwood and Matsen's The Shoulder, 5.ed., p. 359)

CAPÍTULO 8 — ARTICULAÇÃO ACROMIOCLAVICULAR

80. Segundo o desenvolvimento embrionário humano, qual das alternativas está correta?
- **a.** A clavícula desenvolve-se a partir de um centro de ossificação.
- **b.** Ao contrário de outros ossos do corpo, a ossificação da clavícula evolui a partir de um estágio mesenquimal ou pré-cartilaginoso.
- **c.** Um centro secundário de ossificação aparece na extremidade medial da clavícula por volta dos 12 anos de idade, com união da clavícula remanescente até completar 18 anos.
- **d.** A clavícula é um dos últimos ossos a se ossificar nos humanos.

(Fonte: Rockwood and Matsen's The Shoulder, 5.ed., p. 365)

81. Segundo o desenvolvimento embrionário do ombro, qual das alternativas está incorreta?
- **a.** O acrômio e o coracoide são cartilaginosos ao nascimento.
- **b.** Até dois centros de ossificação foram relacionados ao processo coracoide.
- **c.** Os centros de ossificação aparecem por volta de 13 a 16 anos.
- **d.** A não união dos centros de ossificação é mais comumente vista no acrômio (*os acromiale*).

(Fonte: Rockwood and Matsen's The Shoulder, 5.ed., p. 365)

82. A distância da região superior do coracoide para a região inferior da clavícula é de aproximadamente:
- **a.** 0,7 a 0,9 cm.
- **b.** 0,9 a 1,1 cm.
- **c.** 1,1 a 1,3 cm.
- **d.** 1,3 a 1,5 cm.

(Fonte: Rockwood and Matsen's The Shoulder, 5.ed., p. 367)

83. Distúrbios da clavícula lateral podem ser tratados por meio da ressecção da clavícula distal por via aberta ou artroscópica. Segundo Branch (1996) e Edwards (2007), a ressecção adequada para evitar o pilar ósseo é de:
- **a.** 3 mm.
- **b.** 5 mm.
- **c.** 8 mm.
- **d.** 1,1 mm.

(Fonte: Rockwood and Matsen's The Shoulder, 5.ed., p. 371)

84. A remoção da clavícula lateral é o tratamento definitivo para diversos distúrbios da articulação acromioclavicular. A incidência de reoperação por excisão inadequada por via artroscópica é de:
a. 0 a 6,2%.
b. 8 a 15%.
c. 12 a 30%.
d. 18 a 40%.
(Fonte: Rockwood and Matsen's The Shoulder, 5.ed., p. 374)

85. A largura acromioclavicular e o intervalo coracoclavicular podem variar, respectivamente, de:
a. 0,5 a 7 mm e 0,9 a 1,1 cm.
b. 0,5 a 5 mm e 0,9 a 1,1 cm.
c. 0,5 a 7 mm e 1,1 a 1,3 cm.
d. 0,5 a 5 mm e 1,1 a 1,3 cm.
(Fonte: Rockwood and Matsen's The Shoulder, 5.ed., p. 383)

86. Segundo a classificação das lesões acromioclaviculares, Beitzel et al. (2014) sugeriram distinguir o tipo III de Rockwood em IIIa e IIIb. Pode-se entender que a IIIb é:
a. A lesão estável avaliada no teste de estresse de adução.
b. A lesão instável com discinesia escapular associada ao teste de estresse de adução.
c. A lesão instável sem discinesia escapular no teste de estresse de adução.
d. A lesão estável com lesão da fáscia trapezoidal.
(Fonte: Rockwood and Matsen's The Shoulder, 5.ed., p. 390)

87. Sobre o mecanismo de lesão mais comum da articulação acromioclavicular (AC), é correto dizer que se trata de:
a. Trauma direto sobre a ponta do acrômio com o braço aduzido.
b. Trauma indireto, com queda sobre o punho e a força sendo transmitida por meio da cabeça do úmero.
c. Trauma direto com um golpe atingindo acrômio superior.
d. Trauma indireto, caindo sobre o ombro e a força sendo transmitida por meio do acrômio.
(Fonte: Rockwood and Matsen's The Shoulder, 5.ed., p. 392)

88. Sobre o tratamento conservador das lesões tipo III da AC, a complicação mais comum é:

a. Dor persistente e fraqueza.

b. Ossificação no intervalo coracoclavicular.

c. Osteólise da clavícula distal.

d. Osteoartrose pós-traumática.

(Fonte: Rockwood and Matsen's The Shoulder, 5.ed., p. 399)

CAPÍTULO 9 — **ARTICULAÇÃO ESTERNOCLAVICULAR**

89. O disco intra-articular da articulação esternoclavicular é uma importante estrutura para a estabilidade e a conexão com ligamentos em sua face anterior e posterior. Em relação à sua histologia, assinale a resposta correta.

   a. Tanto o lado esternal quanto o clavicular são compostos por fibrocartilagem apenas.

   b. O lado esternal é composto por fibrocartilagem e um denso tecido conjuntivo. A face clavicular é composta apenas por fibrocartilagem.

   c. O lado esternal é composto por um denso tecido conjuntivo. A face clavicular por fibrocartilagem é associada ao tecido conjuntivo.

   d. Tanto o lado esternal quanto o clavicular são compostos por tecido conjuntivo apenas.

   (Fonte: Rockwood and Matsen's The Shoulder, 5.ed., p. 453)

90. O ligamento romboide é uma importante estrutura ligamentar na articulação esternoclavicular. Originalmente também é chamado de:

   a. Ligamento costoclavicular.

   b. Ligamento interclavicular.

   c. Ligamento capsular.

   d. Ligamento do disco intra-articular.

   (Fonte: Rockwood and Matsen's The Shoulder, 5.ed., p. 455)

91. Das estruturas anatômicas a seguir, qual delas é a mais importante para evitar a luxação superior da clavícula medial e a translação anterior e posterior, respectivamente?

   a. Ligamento costoclavicular; cápsula posterior.

   b. Ligamento interclavicular; cápsula anterior.

   c. Cápsula articular; cápsula posterior.

   d. Disco intra-articular; cápsula anterior.

   (Fonte: Rockwood and Matsen's The Shoulder, 5.ed., p. 455-6)

92. Para ocasionar a luxação esternoclavicular, é necessária uma força desproporcional aplicada no ombro, de maneira direta ou indireta. Qual é o mecanismo mais comum para a ocorrência de luxação esternoclavicular?
  a. Direto, força anterolateral.
  b. Indireto, força inferior.
  c. Direto, força anterolateral ou inferior.
  d. Indireto, força anterolateral ou posterolateral.
  (Fonte: Rockwood and Matsen's The Shoulder, 5.ed., p. 461)

93. O diagnóstico da luxação esternoclavicular pode ser realizado pela incidência radiográfica denominada *serendipity*. Assinale a alternativa correta.
  a. Paciente em posição dorsal, raio caudal-cranial a 40 graus. Luxação anterior sendo superior comparada à articulação contralateral.
  b. Paciente em posição dorsal, raio caudal-cranial a 60 graus. Luxação anterior sendo inferior comparada à articulação contralateral.
  c. Paciente em posição dorsal, raio caudal-cranial a 40 graus. Luxação posterior sendo superior comparada à articulação contralateral.
  d. Paciente em posição dorsal, raio caudal-cranial a 60 graus. Luxação posterior sendo inferior comparada à articulação contralateral.
  (Fonte: Rockwood and Matsen's The Shoulder, 5.ed., p. 466)

94. A osteonecrose asséptica da extremidade medial da clavícula é denominada:
  a. Perthes.
  b. Köhler.
  c. Preiser.
  d. Friedrich.
  (Fonte: Rockwood and Matsen's The Shoulder, 5.ed., p. 472)

CAPÍTULO 10 — INFECÇÃO

95. Até quanto tempo de vida há comunicação vascular entre a artéria nutrícia e a região epifisária do úmero proximal?
- **a.** 8 meses.
- **b.** 9 meses.
- **c.** 10 meses.
- **d.** 11 meses.

(Fonte: Rockwood and Matsen's The Shoulder, 5.ed., p. 494)

96. Qual é a extensão intra-articular da metáfise do úmero proximal em adultos?
- **a.** 8 a 10 mm.
- **b.** 10 a 12 mm.
- **c.** 12 a 14 mm.
- **d.** 14 a 16 mm.

(Fonte: Rockwood and Matsen's The Shoulder, 5.ed., p. 494)

97. Assinale a alternativa verdadeira sobre as bursas do ombro.
- **a.** Anteriormente, há contato direto entre a cápsula e a bursa subescapular localizada abaixo do acrômio.
- **b.** Posteriormente, há contato entre a cápsula e a bursa infraespinhal.
- **c.** Não há comunicação direta entre a cápsula e as bursas.
- **d.** Posteriormente, há contato direto entre a cápsula e a bursa subescapular localizada abaixo do acrômio.

(Fonte: Rockwood and Matsen's The Shoulder, 5.ed., p. 495)

98. Sobre a cartilagem hialina, assinale a alternativa correta.
- **a.** É dividida em três camadas.
- **b.** A zona 1 caracteriza-se por alta atividade metabólica.
- **c.** A zona 2 possui fibras de colágeno orientadas aleatoriamente.
- **d.** Na zona 3, as fibras de colágeno são mais finas.

(Fonte: Rockwood and Matsen's The Shoulder, 5.ed., p. 496)

99. Qual é a causa mais frequente de pioartrite?
- **a.** Secundária à osteomielite.
- **b.** Secundária a trauma.
- **c.** Hematogênica.
- **d.** Secundária à cirurgia.

(Fonte: Rockwood and Matsen's The Shoulder, 5.ed., p. 496)

100. Qual é a causa mais comum de pioartrite do ombro em adultos?
a. Hematogênica.
b. Contaminação direta por ferimentos ou corpos estranhos.
c. Secundária a trauma.
d. Contiguidade por insuficiência vascular.
(Fonte: Rockwood and Matsen's The Shoulder, 5.ed., p. 497)

101. A bacteremia de qual bactéria aumenta o risco de contaminação intra-articular?
a. *S. aureus.*
b. *N. gonorrhoeae.*
c. *S. epidermidis.*
d. *S. mutans.*
(Fonte: Rockwood and Matsen's The Shoulder, 5.ed., p. 498)

102. Na pioartrite da articulação esternoclavicular, qual é a bactéria mais comum?
a. *P. aeruginosa.*
b. *S. aureus.*
c. *E. coli.*
d. *Brucella.*
(Fonte: Rockwood and Matsen's The Shoulder, 5.ed., p. 498)

103. Sobre infecção no ombro, assinale a alternativa correta.
a. O agente causal primário é o *S. epidermidis.*
b. Em imunocomprometidos, geralmente é polimicrobiana e monoarticular.
c. Pioartrite do ombro corresponde a 14% de todas as pioartrites.
d. Dez por cento das pioartrites são poliarticulares e mais comuns em adultos.
(Fonte: Rockwood and Matsen's The Shoulder, 5.ed., p. 498)

104. Qual é o osso do ombro mais acometido por osteomielite?
a. Escápula.
b. Clavícula.
c. Úmero.
d. Esterno.
(Fonte: Rockwood and Matsen's The Shoulder, 5.ed., p. 498)

105. Assinale a associação correta entre patógeno e doença associada.
a. Artrite reumatoide: *Mycobacterium xenopi.*
b. Transplante renal: *Salmonella.*
c. Linfedema: *Pasteurella multocida.*
d. Anemia falciforme: *E. coli.*
(Fonte: Rockwood and Matsen's The Shoulder, 5.ed., p. 501)

106. Sobre infecções no ombro, assinale a alternativa verdadeira.
   a. Pioartrite causada por *M. tuberculosis* é mais comum no ombro.
   b. Pioartrite da articulação esternoclavicular causada por *P. aeruginosa* é associada a trauma.
   c. Pioartrite por *Blastomyces* geralmente tem origem de osteomielite.
   d. Pioartrites por bacilos Gram-negativos perfazem 30% dos casos.
   (Fonte: Rockwood and Matsen's The Shoulder, 5.ed., p. 502)

107. Qual é o patógeno associado a infecções quando a superfície do implante é um polímero?
   a. *S. aureus.*
   b. *S. epidermidis.*
   c. *Propionibacterium acnes.*
   d. *Pseudomonas.*
   (Fonte: Rockwood and Matsen's The Shoulder, 5.ed., p. 502)

108. Quais são os patógenos associados à infecção após reparo do manguito rotador?
   a. *S. aureus, S. epidermidis, Pseudomonas.*
   b. *S. aureus, Pseudomonas, E. coli.*
   c. *S. aureus, Propionibacterium, Pseudomonas.*
   d. *S. epidermidis, S. aureus, Propionibacterium.*
   (Fonte: Rockwood and Matsen's The Shoulder, 5.ed., p. 502)

109. Assinale a alternativa que representa um líquido sinovial com características de artrite séptica.
   a. Leucócitos acima de 10.000 células/mm^3, mais de 50% das células de polimorfonucleares e glicose baixa.
   b. Leucócitos acima de 50.000 células/mm^3, mais de 50% das células de polimorfonucleares e glicose baixa.
   c. Leucócitos acima de 50.000 células/mm^3, mais de 75% das células de polimorfonucleares e glicose alta.
   d. Leucócitos acima de 50.000 células/mm^3, mais de 75% das células de polimorfonucleares e glicose baixa.
   (Fonte: Rockwood and Matsen's The Shoulder, 5.ed., p. 503)

110. Quantos dias são necessários para isolamento do *Propionibacterium acnes*?
   a. 7 dias.
   b. 10 dias.
   c. 13 dias.
   d. 15 dias.
   (Fonte: Rockwood and Matsen's The Shoulder, 5.ed., p. 504)

111. Qual dos seguintes não é fator de pior prognóstico na artrite séptica do ombro?
   a. Diagnóstico tardio.
   b. Bactérias Gram-positivas.
   c. Dor persistente.
   d. Osteomielite associada.
   (Fonte: Rockwood and Matsen's The Shoulder, 5.ed., p. 508)

| CAPÍTULO 11 | AFECÇÕES PEDIÁTRICAS |

112. Sobre o desenvolvimento do úmero, assinale a alternativa correta.
   a. Há quatro centros de ossificação no úmero proximal.
   b. Em crianças, a retroversão umeral é de cerca de 45 graus e, com cerca de 11 anos de idade, atinge valores de adulto.
   c. Setenta por cento do crescimento do úmero provém da fise do úmero proximal.
   d. Ao nascimento, a diáfise umeral já está completamente ossificada.
   (Fonte: Rockwood and Matsen's The Shoulder, 5.ed., p. 515)

113. Qual parte da metáfise do úmero proximal é intracapsular?
   a. Posterolateral.
   b. Posteromedial.
   c. Anterolateral.
   d. Anteromedial.
   (Fonte: Rockwood and Matsen's The Shoulder, 5.ed., p. 515)

114. Assinale a alternativa verdadeira sobre fraturas do úmero proximal em crianças.
   a. Em crianças menores de 5 anos, o tipo mais comum de fratura é Salter-Harris tipo I.
   b. Em crianças de 5 a 11 anos, o tipo mais comum de fratura é Salter-Harris tipo II.
   c. Em crianças acima de 11 anos, o tipo mais comum de fratura é Salter-Harris tipo III.
   d. Representam 10% das fraturas pediátricas.
   (Fonte: Rockwood and Matsen's The Shoulder, 5.ed., p. 516)

115. Qual é a posição do braço associada à fratura do úmero proximal durante o parto?
   a. Hiperflexão e rotação lateral.
   b. Hiperextensão e rotação medial.
   c. Hiperflexão e rotação medial.
   d. Hiperextensão e rotação lateral.
   (Fonte: Rockwood and Matsen's The Shoulder, 5.ed., p. 516)

116. De acordo com a classificação de Neer e Horwitz (1965) para fraturas fisárias do úmero proximal, assinale a alternativa incorreta.

a. Grau 1: menos de 5 mm de desvio.

b. Grau 2: mais de 5 mm de desvio, mas menos de ⅓ da largura da diáfise umeral.

c. Grau 3: desvio de até ⅔ da largura da diáfise umeral.

d. Grau 4: fratura-luxação.

(Fonte: Rockwood and Matsen's The Shoulder, 5.ed., p. 517)

117. O *vanishing epiphysis sign*, que pode ocorrer nas lesões fisárias do úmero proximal, corresponde a:

a. Fragmento umeral desviado anteriormente.

b. Fragmento umeral desviado posteriormente.

c. Fragmento umeral desviado medialmente.

d. Fragmento umeral desviado lateralmente.

(Fonte: Rockwood and Matsen's The Shoulder, 5.ed., p. 518)

118. Assinale a alternativa verdadeira sobre os desvios aceitáveis para tratamento conservador de fraturas do úmero proximal em crianças.

a. Em crianças menores de 5 anos, aceita-se até 80 graus de angulação.

b. Nas crianças de 5 a 12 anos, aceita-se de 50 a 80 graus de angulação.

c. Nas crianças acima de 12 anos, aceita-se 50% de desvio.

d. Nas crianças menores de 5 anos, aceita-se 75% de desvio.

(Fonte: Rockwood and Matsen's The Shoulder, 5.ed., p. 520)

119. Qual das estruturas a seguir não costuma interpor em fraturas do úmero proximal de crianças e impedir a redução?

a. Periósteo.

b. Cápsula.

c. Cabeça longa do bíceps.

d. Ligamento glenoumeral médio.

(Fonte: Rockwood and Matsen's The Shoulder, 5.ed., p. 520)

120. Neer e Horwitz (1965) recomendam qual manobra de redução para fraturas do úmero proximal?

a. Flexão de 90 graus, adução e rotação lateral.

b. Flexão de 90 graus, abdução e rotação medial.

c. Flexão de 45 graus, abdução e rotação lateral.

d. Flexão de 90 graus, abdução e rotação lateral.

(Fonte: Rockwood and Matsen's The Shoulder, 5.ed., p. 520)

121. Com qual frequência há interposição do tendão da cabeça longa do bíceps entre os fragmentos de uma fratura do úmero proximal em crianças?
   a. Até 5%.
   b. Até 10%.
   c. Até 15%.
   d. Até 20%.
   (Fonte: Rockwood and Matsen's The Shoulder, 5.ed., p. 521)

122. Qual das alternativas a seguir não constitui uma indicação de tratamento cirúrgico em fraturas do úmero em crianças?
   a. Fraturas expostas.
   b. Fraturas intra-articulares desviadas.
   c. Fraturas segmentares.
   d. Fraturas em quatro partes do úmero proximal.
   (Fonte: Rockwood and Matsen's The Shoulder, 5.ed., p. 521)

123. Assinale a alternativa falsa sobre fratura de clavícula em recém-nascidos.
   a. Clavícula é o osso mais fraturado durante o parto.
   b. Um peso maior de 4,5 kg constitui um fator de risco para fratura da clavícula durante o parto.
   c. Distocia de ombro constitui um fator de risco para fratura da clavícula durante o parto.
   d. A maioria dos casos de fratura da clavícula durante o parto ocorre quando há fatores de risco.
   (Fonte: Rockwood and Matsen's The Shoulder, 5.ed., p. 526)

124. Sobre a pseudartrose congênita da clavícula, assinale a alternativa verdadeira.
   a. É frequente.
   b. Geralmente é sintomática.
   c. Geralmente é bilateral.
   d. É mais comum à direita.
   (Fonte: Rockwood and Matsen's The Shoulder, 5.ed., p. 528)

125. Sobre as lesões da clavícula distal em crianças, assinale a alternativa verdadeira.

a. Para luxações acromioclaviculares em crianças, é utilizada a mesma classificação dos adultos.

b. A epífise lateral da clavícula ossifica-se aos 18 ou 19 anos de idade.

c. O desvio da clavícula distal nas crianças ocorre por meio dos ligamentos coracoclaviculares.

d. Luxações acromioclaviculares verdadeiras são comuns em crianças.

(Fonte: Rockwood and Matsen's The Shoulder, 5.ed., p. 528)

126. Assinale a alternativa que não é indicação de tratamento cirúrgico em fraturas da clavícula em crianças:

a. Associação com lesão vascular necessitando de reparo.

b. Encurtamento maior do que 1 cm em adolescentes.

c. Fraturas com iminência de exposição.

d. Fraturas com compressão de estruturas do mediastino.

(Fonte: Rockwood and Matsen's The Shoulder, 5.ed., p. 531)

127. Sobre as lesões da clavícula medial, assinale a alternativa verdadeira.

a. A redução da luxação esternoclavicular anterior deve sempre ser realizada.

b. A manobra de redução da luxação esternoclavicular anterior consiste em tração longitudinal e adução de 45 graus.

c. A necessidade de fixação da luxação esternoclavicular é frequente.

d. Luxações esternoclaviculares posteriores são tratadas, geralmente, com redução e fixação.

(Fonte: Rockwood and Matsen's The Shoulder, 5.ed., p. 532)

128. Sobre o desenvolvimento da escápula, assinale a alternativa falsa.

a. Inicialmente, desenvolve-se no nível de C5-C6 e, depois, desce para a sua posição da primeira até a quinta costela.

b. A maior parte da escápula forma-se a partir de ossificação intramembranosa.

c. Falha em descida da escápula constitui a deformidade de Sprengel.

d. Desenvolve-se a partir de vários centros de ossificação.

(Fonte: Rockwood and Matsen's The Shoulder, 5.ed., p. 533)

CAPÍTULO 12

INSTABILIDADE DO OMBRO

129. Na cirurgia para tratamento de instabilidade do ombro, utilizando uma técnica de bloqueio ósseo, comumente se usa a transferência do coracoide para a borda da glenoide. Ao realizar tração no coracoide durante essa transferência, pode haver lesão do nervo:
   a. Axilar.
   b. Musculocutâneo.
   c. Radial.
   d. Ulnar.
   (Fonte: Rockwood and Matsen's The Shoulder, 5.ed., p. 551)

130. Os estabilizadores passivos primários da articulação glenoumeral são a cápsula e os ligamentos glenoumerais, que desempenham um papel primário em posições extremas da amplitude de movimento permitida. A espessura da cápsula diminui à medida que se aproxima do úmero. Qual porção da cápsula é mais espessa?
   a. Inferior.
   b. Superior.
   c. Anterior.
   d. Posterior.
   (Fonte: Rockwood and Matsen's The Shoulder, 5.ed., p. 551)

131. A cápsula glenoumeral anterior foi classificada em dois tipos diferentes, I e II. O tipo I ocorre quando as fibras se originam primariamente do *labrum*, com algumas fibras aderindo à glenoide. No tipo II, as estruturas capsuloligamentares ocorrem apenas no colo da glenoide. Sabendo que o tipo I é o mais comum, ele ocorre em:
   a. 90% dos casos.
   b. 80% dos casos.
   c. 70% dos casos.
   d. 60% dos casos.
   (Fonte: Rockwood and Matsen's The Shoulder, 5.ed., p. 552)

132. Quando o aspecto lateral da escápula se inclina inferiormente, a abdução passiva do úmero relaxa a cápsula do intervalo rotador e os ligamentos superiores; como resultado, a cabeça do úmero pode ser despejada da fossa glenoide. A inclinação da parte lateral da escápula é normalmente impedida pela ação postural dos estabilizadores escapulares, particularmente:
   a. Do trapézio e do serrátil anterior.
   b. Do romboide maior e do trapézio.
   c. Do romboide menor e do serrátil anterior.
   d. Do romboide menor e do trapézio.
   (Fonte: Rockwood and Matsen's The Shoulder, 5.ed., p. 552)

133. A cavidade glenoidal tem uma largura pequena em relação ao úmero e é aprofundada pela presença do *labrum* em torno do aro da cavidade. Em média, a glenoide normal tem largura de:
   a. 25 mm.
   b. 40 mm.
   c. 55 mm.
   d. 70 mm.
   (Fonte: Rockwood and Matsen's The Shoulder, 5.ed., p. 554)

134. A porção posterossuperior e a porção anterior do *labrum* glenoidal são contínuas com as seguintes estruturas do ombro:
   a. Infraespinhal e ligamento glenoumeral superior.
   b. Tendão da cabeça longa do bíceps e ligamento glenoumeral médio.
   c. Supraespinhal e subescapular.
   d. Tendão da cabeça longa do bíceps e ligamento glenoumeral inferior.
   (Fonte: Rockwood and Matsen's The Shoulder, 5.ed., p. 555)

135. Estudos biomecânicos realizados por Yamamoto et al. (2010) determinaram que a perda de 20% da borda anteroinferior da glenoide é o menor limiar significativo para mudanças na força necessária para deslocar o ombro. Portanto, estimar 20% da perda óssea anterior do centro da glenoide é estimar uma perda, em geral, de aproximadamente:
   a. 3,2 mm.
   b. 5,6 mm.
   c. 7,7 mm.
   d. 9,1 mm.
   (Fonte: Rockwood and Matsen's The Shoulder, 5.ed., p. 556)

136. Zuckerman et al. (1996) demonstraram que o movimento e o sentido de posição do ombro estão comprometidos na presença de instabilidade anterior traumática, sendo restaurados após quanto tempo de reconstrução cirúrgica?
a. 2 meses.
b. 6 meses.
c. 1 ano.
d. 2 anos.
(Fonte: Rockwood and Matsen's The Shoulder, 5.ed., p. 560)

137. A ressecção do *labrum* e a presença de defeitos ósseos maiores que 20% na glenoide reduzem a taxa de estabilidade em, respectivamente:
a. 20 e 40%.
b. 10 e 30%.
c. 50 e 70%.
d. 20 e 50%.
(Fonte: Rockwood and Matsen's The Shoulder, 5.ed., p. 561)

138. O ombro dominante de atletas arremessadores demonstrou ter uma média de retroversão da cabeça do úmero e de retroversão da glenoide de, respectivamente:
a. 17 e 3 graus.
b. 32 e 9 graus.
c. 17 e 9 graus.
d. 32 e 3 graus.
(Fonte: Rockwood and Matsen's The Shoulder, 5.ed., p. 562)

139. Bigliani et al. (1992) observaram, em 16 cadáveres, que o ligamento glenoumeral inferior poderia ser dividido em algumas regiões anatômicas. Dessas, a banda mais espessa é a:
a. Banda inferior.
b. Banda superior.
c. Banda axilar anterior.
d. Banda axilar posterior.
(Fonte: Rockwood and Matsen's The Shoulder, 5.ed., p. 565)

140. Harryman et al. (1990) demonstraram que certos movimentos passivos da articulação glenoumeral forçaram a translação da cabeça umeral para longe do centro da articulação. Essa translação ocorre quando a força de deslocamento gerada pela tensão do ligamento sobrecarrega o mecanismo de estabilidade da compressão da concavidade. No estudo de Harryman et al., a translação anterior do úmero ocorreu nos extremos de:
a. Flexão e adução.
b. Extensão e abdução.
c. Flexão e rotação interna.
d. Extensão e rotação externa.
(Fonte: Rockwood and Matsen's The Shoulder, 5.ed., p. 565)

141. Na classificação de instabilidade do ombro, Neer (1985) enfatizou uma categoria na qual microtraumas repetitivos em arremessadores resultam em alongamento gradual da cápsula. A essa categoria foi dado o nome de:
a. TUBS.
b. AMBRII.
c. Frouxidão adquirida.
d. Frouxidão do arremessador.
(Fonte: Rockwood and Matsen's The Shoulder, 5.ed., p. 569)

142. Dowdy e O'Driscoll (1993), Morrey e Janes (1976) e Rowe e Patel (1978) estudaram a história familiar de instabilidade do ombro em pacientes que precisaram de cirurgia para instabilidade glenoumeral anterior. Constatou-se história familiar positiva em:
a. 5 a 10% dos casos.
b. 15 a 27% dos casos.
c. 40 a 55% dos casos.
d. 50 a 64% dos casos.
(Fonte: Rockwood and Matsen's The Shoulder, 5.ed., p. 570)

143. Os mesmos autores da questão anterior detectaram instabilidade bilateral em pacientes com história familiar positiva, o que sugere a possibilidade de predisposição genética. A porcentagem de pacientes com história familiar positiva que tinha instabilidade bilateral foi de:
a. 10%.
b. 30%.
c. 50%.
d. 70%.
(Fonte: Rockwood and Matsen's The Shoulder, 5.ed., p. 570)

144. Muitas patologias são associadas à instabilidade do ombro. Qual das seguintes patologias não tem essa associação?
a. Lesão do plexo braquial.
b. Alcoolismo.
c. Infarto agudo do miocárdio.
d. Acidente vascular encefálico.
(Fonte: Rockwood and Matsen's The Shoulder, 5.ed., p. 570)

145. Rowe e Zarins (1981) relataram ter visto fratura de Hill-Sachs em pacientes em sua série sobre subluxação do ombro, indicando que, em algum momento, esses ombros tinham sido completamente deslocados. Qual é a porcentagem de pacientes com subluxação que apresentou lesão de Hill-Sachs?
a. 5%.
b. 10%.
c. 20%.
d. 40%.
(Fonte: Rockwood and Matsen's The Shoulder, 5.ed., p. 571)

146. A probabilidade de desenvolvimento de artrose glenoumeral mostrou ser quantas vezes maior em pacientes que tiveram luxação do ombro?
a. 5 a 10.
b. 10 a 20.
c. 30 a 40.
d. 50 a 60.
(Fonte: Rockwood and Matsen's The Shoulder, 5.ed., p. 571)

147. As luxações do ombro respondem por cerca de 45% de todas as luxações. Destas, qual é a porcentagem aproximada de luxações glenoumerais anteriores?
a. 50%.
b. 60%.
c. 75%.
d. 85%.
(Fonte: Rockwood and Matsen's The Shoulder, 5.ed., p. 572)

148. Das luxações anteriores do ombro, qual é a mais prevalente?
a. Subcoracoide.
b. Subglenoide.
c. Intratorácica.
d. Subclavicular.
(Fonte: Rockwood and Matsen's The Shoulder, 5.ed., p. 572)

149. Das luxações posteriores do ombro, a mais prevalente é:
   a. Subacromial.
   b. Subglenoide.
   c. Intratorácica.
   d. Subespinhosa.
   (Fonte: Rockwood and Matsen's The Shoulder, 5.ed., p. 572)

150. O quadro clínico de um paciente com *luxatio erecta* (luxação inferior) é tão claro que dificilmente pode ser confundido com qualquer outra condição. O úmero é trancado em uma posição com quantos graus de adução?
   a. Entre 50 e 80.
   b. Entre 80 e 110.
   c. Entre 110 e 160.
   d. Mais de 160.
   (Fonte: Rockwood and Matsen's The Shoulder, 5.ed., p. 574)

151. Os achados comuns de ressonância magnética em pacientes com *luxatio erecta* (luxação inferior) inclui(em):
   a. Lesão do manguito rotador.
   b. Lesão do lábio glenoidal.
   c. Lesão das bandas anterior e posterior do ligamento glenoumeral inferior (LGHI).
   d. Lesão do ligamento glenoumeral médio (LGHM).
   (Fonte: Rockwood and Matsen's The Shoulder, 5.ed., p. 574)

152. Langier, em 1834, foi o primeiro a registrar um caso de luxação superior da articulação glenoumeral. Stimson (1912) revisou 14 casos que haviam sido relatados na literatura antes de 1912. Na literatura atual, esse tipo de luxação é pouco mencionado, mas, sem dúvida, há casos eventuais. A causa usual é uma força extrema para a frente e para cima em um braço aduzido. Com o deslocamento do úmero para cima, qual é o local em que as fraturas não podem ocorrer?
   a. Acrômio.
   b. Processo coracoide.
   c. Cabeça umeral.
   d. Clavícula.
   (Fonte: Rockwood and Matsen's The Shoulder, 5.ed., p. 574)

153. O reconhecimento de uma luxação posterior é prejudicado pela falta de uma deformidade marcante do ombro e pelo fato de o ombro ser mantido na posição tradicional de adução e rotação interna. No entanto, um exame físico direcionado revelará o diagnóstico. As características clássicas de uma luxação posterior incluem, exceto:
 a. Rotação externa limitada do ombro.
 b. Elevação limitada do braço (frequentemente menor que 90 graus).
 c. Proeminência do processo coracoide.
 d. Proeminência do aspecto anterior do ombro.
(Fonte: Rockwood and Matsen's The Shoulder, 5.ed., p. 578)

154. Pacientes com luxações posteriores não reduzidas do ombro podem ter abdução glenoumeral de:
 a. 0 grau.
 b. 10 a 20 graus.
 c. 30 a 40 graus.
 d. 60 a 80 graus.
(Fonte: Rockwood and Matsen's The Shoulder, 5.ed., p. 578)

155. A figura representa o posicionamento de qual incidência radiográfica do ombro?
 a. AP verdadeiro.
 b. Perfil da escápula.
 c. Axilar.
 d. West Point.
(Fonte: Rockwood and Matsen's The Shoulder, 5.ed., p. 581)

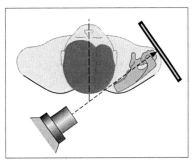

156. As lesões do manguito rotador podem acompanhar as luxações glenoumerais anterior e inferior. A frequência dessa complicação aumenta com a idade. Em pacientes de 40 anos e nos com mais de 60 anos de idade, a incidência é, respectivamente:
 a. Maior que 10 e 40%.
 b. Maior que 20 e 60%.
 c. Maior que 30 e 80%.
 d. Maior que 60 e 90%.
(Fonte: Rockwood and Matsen's The Shoulder, 5.ed., p. 586)

157. A ultrassonografia do ombro, a artrografia e a ressonância magnética são consideradas para a avaliação da possibilidade de ruptura do manguito associada às luxações do ombro, exceto:

a. Quando ocorrem em pacientes com mais de 40 anos de idade.

b. Quando o deslocamento inicial da cabeça do úmero foi substancial (subglenoidal).

c. Quando dor ou perda da força do manguito persistem por três semanas após a luxação glenoumeral.

d. Quando há paralisia do nervo axilar.

(Fonte: Rockwood and Matsen's The Shoulder, 5.ed., p. 589)

158. Vários relatos de lesão arterial e neurológica com luxação do ombro reforçam a importância de uma avaliação neurovascular completa. A lesão pode ser na artéria ou na veia axilar. Qual ramo da artéria axilar raramente é lesado?

a. Torácico.

b. Subescapular.

c. Circunflexo.

d. Torácico longo.

(Fonte: Rockwood and Matsen's The Shoulder, 5.ed., p. 589-90)

159. As lesões vasculares associadas às luxações são mais comuns em qual tipo de luxação?

a. Anterior.

b. Inferior.

c. Superior.

d. Posterior.

(Fonte: Rockwood and Matsen's The Shoulder, 5.ed., p. 590)

160. Qual é o nervo mais comumente lesado nas luxações do ombro?

a. Radial.

b. Musculocutâneo.

c. Axilar.

d. Mediano.

(Fonte: Rockwood and Matsen's The Shoulder, 5.ed., p. 591)

161. Qual é a incidência de lesão do nervo axilar em luxações anteriores do ombro?

a. 5%.

b. 10%.

c. 33%.

d. 50%.

(Fonte: Rockwood and Matsen's The Shoulder, 5.ed., p. 591)

162. Vários autores relataram que pacientes menores de 20 anos, no momento da luxação inicial, têm até 90% de chance de apresentarem instabilidade recorrente. Em pacientes com mais de 40 anos de idade, essa incidência cai para:
a. 10 a 15%.
b. 20 a 30%.
c. 30 a 40%.
d. 40 a 55%.
(Fonte: Rockwood and Matsen's The Shoulder, 5.ed., p. 591)

163. Qual população tem a maior taxa de recorrência nas luxações de ombro?
a. Mulher não atleta.
b. Homem atleta.
c. Mulher atleta.
d. Homem não atleta.
(Fonte: Rockwood and Matsen's The Shoulder, 5.ed., p. 592)

164. Quando uma luxação do ombro primária está associada a uma fratura da tuberosidade maior, a incidência de recorrência é:
a. Menor.
b. Maior.
c. Igual.
d. Indiferente.
(Fonte: Rockwood and Matsen's The Shoulder, 5.ed., p. 592)

165. Hovelius (1987) relatou que as fraturas da tuberosidade maior do úmero associadas à luxação glenoumeral eram:
a. Mais frequentes em jovens menores de 20 anos de idade.
b. Três vezes mais comuns em pacientes com mais de 30 anos de idade.
c. Associadas a aumento da recorrência de luxação do ombro.
d. Associadas à lesão do manguito rotador.
(Fonte: Rockwood and Matsen's The Shoulder, 5.ed., p. 592)

166. Quais são os fatores mais importantes na determinação da taxa de recorrência de luxação do ombro?
a. Sexo e idade.
b. Idade e nível de atividade esportiva.
c. Grau do trauma sofrido e idade.
d. Sexo e nível de atividade esportiva.
(Fonte: Rockwood and Matsen's The Shoulder, 5.ed., p. 592)

167. Na luxação posterior do ombro, a fratura de compressão comumente associada da porção anteromedial da cabeça umeral é produzida pela borda posterior da glenoide. Essa situação é mais bem visualizada em qual incidência radiográfica?
a. Axilar.
b. Stryker.
c. West Point.
d. Velpeau.
(Fonte: Rockwood and Matsen's The Shoulder, 5.ed., p. 592)

168. A recorrência da instabilidade após luxação posterior é menos comum. A instabilidade posterior recorrente em ombros, no primeiro ano após a luxação inicial, ocorre a uma taxa de:
a. 5,4%.
b. 10%.
c. 17,7%.
d. 30,4%.
(Fonte: Rockwood and Matsen's The Shoulder, 5.ed., p. 593)

169. O risco de recorrência da luxação posterior é menor que o risco da luxação anterior. São fatores de risco para aumentar a recidiva, exceto:
a. Pacientes com menos de 40 anos de idade.
b. Pacientes que sustentam a luxação durante uma convulsão.
c. Pacientes que apresentam um grande defeito na cabeça do úmero.
d. Pacientes com lesão do manguito rotador.
(Fonte: Rockwood and Matsen's The Shoulder, 5.ed., p. 593)

170. Miller et al. (2002) compararam os métodos de analgesia para a redução das luxações anteriores. De acordo com esse estudo, qual método resultou em menor uso de mão de obra, dinheiro e tempo no departamento de emergência?
a. Lidocaína intra-articular.
b. Diazepam via oral.
c. Analgesia venosa mais relaxamento muscular.
d. Bloqueio do supraespinhal.
(Fonte: Rockwood and Matsen's The Shoulder, 5.ed., p. 593)

171. Existem várias técnicas de redução da luxação anterior do ombro. Qual é o nome da técnica mostrada na figura?
a. Stimson.
b. Hipócrates.
c. Spaso.
d. Kocher.
(Fonte: Rockwood and Matsen's The Shoulder, 5.ed., p. 594)

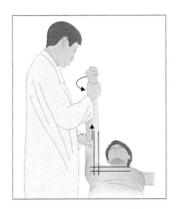

172. As luxações anteriores crônicas do ombro podem ter um evento causador da lesão relativamente insignificante. São fatores que tornam difícil e perigosa a redução fechada, exceto:
a. Idade avançada.
b. Cronicidade da luxação.
c. Lesão do manguito rotador associada.
d. Osso osteoporótico.
(Fonte: Rockwood and Matsen's The Shoulder, 5.ed., p. 595)

173. Burkhead e Rockwood (2000) enfatizaram a importância de fortalecer não apenas o manguito rotador, como também os estabilizadores da escápula. Em instabilidade recorrente, esses autores descobriram que um programa completo de exercício foi eficaz no tratamento da subluxação anterior traumática em:
a. 12% dos pacientes.
b. 25% dos pacientes.
c. 43% dos pacientes.
d. 71% dos pacientes.
(Fonte: Rockwood and Matsen's The Shoulder, 5.ed., p. 597)

174. Pela sabedoria convencional, o tratamento não operatório é a escolha após uma luxação inicial do ombro, e a cirurgia é reservada para a instabilidade recorrente. Em um estudo com pacientes jovens, Robinson et al. (2006) encontraram que, em dois anos, a instabilidade estava presente em mais da metade dos casos. Arciero et al. (1994) mostraram, em um estudo prospectivo randomizado, que o reparo cirúrgico precoce reduziu significativamente a taxa de recorrência em atletas jovens após deslocamento anterior traumático agudo. Seus dados indicaram diminuição na instabilidade recorrente de 80% com manejo não operatório para:

a. 5% com reparo precoce.
b. 14% com reparo precoce.
c. 30% com reparo precoce.
d. 43% com reparo precoce.

(Fonte: Rockwood and Matsen's The Shoulder, 5.ed., p. 597)

175. Uma das principais causas de instabilidade recorrente após a redução de uma luxação posterior é a presença de um defeito na cabeça umeral medial do úmero. Se, no momento da redução, a estabilidade não puder ser obtida por causa de tal defeito, ela pode ser preenchida com a tuberosidade menor. Essa cirurgia foi descrita por:

a. Neer.
b. McLaughlin.
c. Patte.
d. Hawkins.

(Fonte: Rockwood and Matsen's The Shoulder, 5.ed., p. 598)

176. Em um caso de luxação posterior crônica, em paciente com boas condições clínicas, quando o defeito da cabeça do úmero é maior que 40% ou a luxação tem mais de seis meses de duração, qual é o tratamento de escolha?

a. Cirurgia de Neer.
b. Cirurgia de McLaughlin.
c. Substituição articular.
d. Tratamento conservador.

(Fonte: Rockwood and Matsen's The Shoulder, 5.ed., p. 599)

177. No teste *push-pull*, o paciente fica deitado de costas com o ombro fora da borda da mesa. O braço fica em 90° de abdução e 30° de flexão. Ao lado do paciente, o examinador puxa o punho com uma mão enquanto empurra a parte proximal do úmero com a outra. Os ombros normais de pacientes relaxados geralmente permitem uma translação posterior de:
   a. 10%.
   b. 20%.
   c. 40%.
   d. 50%.
   ((Fonte: Rockwood and Matsen's The Shoulder, 5.ed., p. 602)

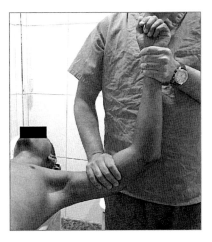

178. Em seu artigo clássico, Hill e Sachs (1940) avaliaram a relação dos defeitos da cabeça do úmero com a instabilidade do ombro. Eles concluíram que a lesão óssea do úmero ou da escápula ocorre em qual porcentagem das luxações anteriores do ombro?
   a. 20%.
   b. 33%.
   c. 52%.
   d. 66%.
   (Fonte: Rockwood and Matsen's The Shoulder, 5.ed., p. 605)

179. A técnica de radiografia demonstrada na figura é útil, em pacientes com história de luxação anterior do ombro, para identificar defeitos ósseos:
a. Na cabeça umeral.
b. No processo coracoide.
c. Na borda anterior da glenoide.
d. Na borda anterior do acrômio.
(Fonte: Rockwood and Matsen's The Shoulder, 5.ed., p. 606)

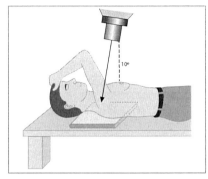

180. Qual incidência radiográfica do ombro pode visualizar melhor as lesões da borda anteroinferior da glenoide?
a. Stryker.
b. Velpeau.
c. West Point.
d. AP verdadeiro.
(Fonte: Rockwood and Matsen's The Shoulder, 5.ed., p. 608)

181. A classificação artroscópica das lesões de Bankart foi proposta por Green e Christensen (1995). Em 37 casos, descreveram a aparência artroscópica comum a cinco grupos distintos. O grupo que inclui a ruptura intrassubstancial do lábio glenoidal é o:
a. I.
b. II.
c. III.
d. V.
(Fonte: Rockwood and Matsen's The Shoulder, 5.ed., p. 610)

182. Neviaser (1993) descobriu que, ocasionalmente, a manga periosteal labroligamentar anterior é expelida da glenoide. Essa lesão ficou conhecida como:
a. ALPSA.
b. POLPSA.
c. HAGL.
d. Bankart.
(Fonte: Rockwood and Matsen's The Shoulder, 5.ed., p. 610)

183. Por meio da artroscopia, Burkhart et al. (2002) mostraram que o *bare spot* da glenoide é:
- **a.** Um ponto de referência para a inserção da âncora no tratamento da instabilidade anterior.
- **b.** Um ponto de referência consistente para o centro da glenoide inferior.
- **c.** Um ponto para a passagem da câmera da artroscopia.
- **d.** Um ponto de fragilidade do lábio glenoidal.

(Fonte: Rockwood and Matsen's The Shoulder, 5.ed., p. 610)

184. Na artroscopia, o sinal do *drive-through* indica:
- **a.** Flacidez.
- **b.** Instabilidade glenoumeral.
- **c.** Lesão do manguito rotador.
- **d.** Tendinopatia do bíceps.

(Fonte: Rockwood and Matsen's The Shoulder, 5.ed., p. 610)

185. Em relação à revisão sistemática conduzida por Chalmers et al. (2015), sobre o tratamento cirúrgico de instabilidade anterior, assinale a alternativa falsa.
- **a.** A evidência disponível não mostra diferença nas taxas de falha entre o reparo aberto e o artroscópico.
- **b.** Abordagens artroscópicas resultaram em melhor função precoce.
- **c.** Em jovens atletas, o resultado artroscópico foi melhor que o aberto.
- **d.** O reparo artroscópico teve maior taxa de complicações que o aberto.

(Fonte: Rockwood and Matsen's The Shoulder, 5.ed., p. 613)

186. O escore de gravidade da instabilidade do ombro (ISIS) foi desenvolvido em razão de um paciente ter apresentado instabilidade recorrente após falha no reparo artroscópico de Bankart. Fazem parte desse escore, exceto:
- **a.** Paciente com idade inferior a 20 anos no momento da cirurgia.
- **b.** Envolvimento em esportes competitivos ou de contato.
- **c.** Sexo masculino.
- **d.** Lesão de Hill-Sachs presente em uma radiografia em AP do ombro em rotação externa.

(Fonte: Rockwood and Matsen's The Shoulder, 5.ed., p. 613)

187. O aperto excessivo da cápsula anterior e do subescapular pode levar a desconforto e função limitada. Para ajudar a proteger contra a perda de movimento pós-operatória, Rowe et al. (1978):
   a. Limitaram a imobilização a apenas dois a três dias.
   b. Utilizaram imobilização em rotação externa.
   c. Utilizaram osteotomia da pequena tuberosidade do úmero para o reparo.
   d. Realizaram reparo com o uso de grampos na glenoide.
   (Fonte: Rockwood and Matsen's The Shoulder, 5.ed., p. 617)

188. Na capsulorrafia aberta para o tratamento de instabilidade anterior do ombro, quando há aperto excessivo da cápsula anterior e do subescapular, pode ocorrer:
   a. Aumento da força de rotação externa em comparação ao lado contralateral.
   b. Limitação da rotação interna.
   c. Doença articular degenerativa.
   d. Aumento da recorrência de instabilidade.
   (Fonte: Rockwood and Matsen's The Shoulder, 5.ed., p. 617)

189. No tratamento cirúrgico da instabilidade anterior do ombro, qual das técnicas cirúrgicas a seguir utiliza grampos para fixação?
   a. Bankart.
   b. DuToit.
   c. Putti-Platt.
   d. Bristow.
   (Fonte: Rockwood and Matsen's The Shoulder, 5.ed., p. 619)

190. No procedimento de Putti-Platt para o tratamento de instabilidade anterior do ombro, o tendão do subescapular é dividido a:
   a. 1,0 cm de sua inserção.
   b. 2,5 cm de sua inserção.
   c. 4,5 cm de sua inserção.
   d. 6,0 cm de sua inserção.
   (Fonte: Rockwood and Matsen's The Shoulder, 5.ed., p. 620)

191. Fredriksson e Tegner (1991) revisaram 101 pacientes submetidos a um procedimento de Putti-Platt, com um seguimento de aproximadamente oito anos. A instabilidade recorrente ocorreu em:
   a. 2% dos casos.
   b. 5% dos casos.
   c. 12% dos casos.
   d. 20% dos casos.
   (Fonte: Rockwood and Matsen's The Shoulder, 5.ed., p. 620)

192. O procedimento de Magnuson-Stack para o tratamento da instabilidade anterior do ombro consiste em:
a. Transferir o tendão do subescapular da tuberosidade menor para a maior.
b. Transferir o tendão do subescapular da tuberosidade menor para o sulco bicipital.
c. Transferir o tendão do supraespinhal da tuberosidade maior para a menor.
d. Tenodese o tendão do subescapular ao do cabo longo do bíceps.
(Fonte: Rockwood and Matsen's The Shoulder, 5.ed., p. 621)

193. O procedimento Magnuson-Stack para a instabilidade anterior pode apresentar as seguintes complicações, exceto:
a. Subluxação ou luxação posterior.
b. Dano ao bíceps.
c. Instabilidade recorrente.
d. Artropatia degenerativa.
(Fonte: Rockwood and Matsen's The Shoulder, 5.ed., p. 621)

194. Estudos biomecânicos que analisam o melhor ajuste para a recriação da curvatura da glenoide nas cirurgias de bloqueio ósseo mostraram melhores resultados com:
a. O coracoide inferior e o aloenxerto da tíbia distal lateral.
b. O aloenxerto de pilão tibial e a crista ilíaca.
c. O coracoide inferior e o aloenxerto de pilão tibial.
d. O coracoide inferior e a crista ilíaca.
(Fonte: Rockwood and Matsen's The Shoulder, 5.ed., p. 621)

195. A osteotomia na base do processo coracoide, deslocando-o para baixo e lateralmente, consiste na sua fixação com um prego especial ou parafuso. O pino é passado para a escápula acima do músculo subescapular inferiormente deslocado, efetivamente encurtando o músculo. Pela descrição, trata-se do procedimento de:
a. Bristow.
b. Latarjet.
c. Trillat.
d. Magnuson-Stack.
(Fonte: Rockwood and Matsen's The Shoulder, 5.ed., p. 623)

196. São complicações da cirurgia de Bristow para a instabilidade anterior do ombro, exceto:
a. Pseudartrose do enxerto.
b. Redução da rotação medial.
c. Redução da força em relação ao lado não operado.
d. Recorrência da instabilidade.
(Fonte: Rockwood and Matsen's The Shoulder, 5.ed., p. 606)

197. Uma opção na cirurgia de bloqueio ósseo descrita por Burkhart e De Beer (2007) é colocar a superfície decorticada medial do coracoide contra o pescoço da glenoide, girando o enxerto 90 graus em seu longo eixo e colocando a superfície coracoide inferior nivelada superiormente com a superfície articular da glenoide. Essa modificação foi denominada:
a. Técnica do arco congruente.
b. Técnica do arco convergente.
c. Técnica da borda congruente.
d. Técnica da borda contínua.
(Fonte: Rockwood and Matsen's The Shoulder, 5.ed., p. 624)

198. Qual é a melhor posição para o enxerto na cirurgia de Latarjet?
a. 1 cm lateralmente à borda da glenoide.
b. Na borda da glenoide.
c. 1 cm medialmente à borda da glenoide.
d. 2 cm medialmente à borda da glenoide.
(Fonte: Rockwood and Matsen's The Shoulder, 5.ed., p. 624)

199. Existem alguns procedimentos menos conhecidos para o tratamento da luxação anterior do ombro. Em qual desses é usado o enxerto de fáscia lata?
a. Boytchev.
b. Gallie.
c. Nicola.
d. Saha.
(Fonte: Rockwood and Matsen's The Shoulder, 5.ed., p. 624)

200. Qual é a principal indicação para a realização de osteotomia do úmero na instabilidade anterior do ombro?
a. Defeito da cabeça do úmero posterolateral moderado a grave.
b. Paciente com idade abaixo de 20 anos.
c. Luxação recorrente.
d. Defeito no músculo subescapular.
(Fonte: Rockwood and Matsen's The Shoulder, 5.ed., p. 625)

201. A incidência de recorrência após tratamento cirúrgico para instabilidade anterior é subestimada por estudos com apenas dois anos de acompanhamento. Morrey e Janes (1976), em um estudo de acompanhamento de longo prazo de 176 pacientes, com uma média de 10,2 anos, encontraram uma taxa de reluxação de:
a. 3%.
b. 11%.
c. 23%.
d. 40%.
(Fonte: Rockwood and Matsen's The Shoulder, 5.ed., p. 625)

202. Os seguintes fatores mostraram-se significativamente associados a um desfecho desfavorável após a estabilização anterior cirúrgica aberta, exceto:
a. Sexo masculino.
b. Cirurgia de instabilidade prévia.
c. Idade do paciente.
d. Períodos mais curtos de imobilização pós-operatória.
(Fonte: Rockwood and Matsen's The Shoulder, 5.ed., p. 625)

203. Quais fatores são associados com escores de Rowe significativamente menores, após a cirurgia para tratamento de instabilidade anterior do ombro?
a. Sexo do paciente e idade maior que 32 anos.
b. Lesões de Hill-Sachs e experiência do cirurgião.
c. Imobilização por menos de seis semanas e idade maior que 32 anos.
d. Tipo de instabilidade e lesões labrais.
(Fonte: Rockwood and Matsen's The Shoulder, 5.ed., p. 625)

204. A instabilidade refratária do ombro pode ser um grande problema, podendo ser causada pelos seguintes fatores, exceto:
a. Deficiência óssea.
b. Tecido mole de má qualidade.
c. Falha muscular ou descompensação do controle neuromuscular.
d. Lesão do manguito rotador associada.
(Fonte: Rockwood and Matsen's The Shoulder, 5.ed., p. 626)

205. A diferenciação da instabilidade unidirecional traumática (TUBS) da atraumática (AMBRII) é essencial antes de se realizar o reparo cirúrgico. As consequências de confundir a AMBRII com a instabilidade anterior pura são substanciais. Nessa situação, se apenas as estruturas anteriores forem tensionadas, pode haver as seguintes consequências, exceto:

a. Rotação externa limitada.

b. Subluxação posterior.

c. Subluxação inferior.

d. Artropatia glenoumeral.

(Fonte: Rockwood and Matsen's The Shoulder, 5.ed., p. 626)

206. Uma das complicações possíveis nas cirurgias para instabilidade anterior do ombro é a lesão nervosa. Os nervos mais afetados são:

a. Musculocutâneo e axilar.

b. Axilar e subescapular inferior.

c. Musculocutâneo e subescapular inferior.

d. Axilar e peitoral lateral.

(Fonte: Rockwood and Matsen's The Shoulder, 5.ed., p. 626)

207. A amplitude de movimento limitada, especialmente a rotação lateral, foi relatada após os procedimentos para tratamento da instabilidade anterior do ombro. Hovelius et al. (1979) relataram uma perda média de rotação lateral de 21 graus com o braço em abdução. Lazarus e Harryman (1996) apontam que cada centímetro de alongamento cirúrgico de uma cápsula excessivamente apertada recupera aproximadamente:

a. 5 graus de rotação.

b. 10 graus de rotação.

c. 20 graus de rotação.

d. 40 graus de rotação.

(Fonte: Rockwood and Matsen's The Shoulder, 5.ed., p. 629)

208. A taxa de recorrência de luxação anterior após reparo de Bankart artroscópico, em um seguimento de 11 anos, foi de aproximadamente:

a. 4%.

b. 10%.

c. 14%.

d. 20%.

(Fonte: Rockwood and Matsen's The Shoulder, 5.ed., p. 630)

209. A recorrência da instabilidade após o tratamento artroscópico é aumentada em indivíduos com alguns fatores de risco, como:
a. Idade mais jovem no momento da primeira luxação.
b. Sexo masculino.
c. Maior tempo desde a primeira luxação até a cirurgia (> 6 meses).
d. Lesão do manguito rotador associada.
(Fonte: Rockwood and Matsen's The Shoulder, 5.ed., p. 632)

210. Em casos de cirurgia de instabilidade de revisão, o reparo artroscópico ainda pode produzir bons resultados exceto se:
a. Houver instabilidade unidirecional e/ou instabilidade traumática.
b. Houver mais de 25% de perda óssea da glenoide.
c. Em pacientes que estão dispostos a renunciar ao esporte de contato.
d. Em lesão de Hill-Sachs com menos de 30% da cabeça do úmero.
(Fonte: Rockwood and Matsen's The Shoulder, 5.ed., p. 632)

211. No procedimento de *remplissage*, qual tendão é usado para preencher o defeito de Hill-Sachs?
a. Infraespinhal.
b. Supraespinhal.
c. Subescapular.
d. Redondo menor.
(Fonte: Rockwood and Matsen's The Shoulder, 5.ed., p. 632)

212. Pesquisas indicaram que o valor de *remplissage* pode ser indicado apenas em cenários com defeitos da cabeça umeral maiores que:
a. 10% da superfície articular.
b. 25% da superfície articular.
c. 30% da superfície articular.
d. 50% da superfície articular.
(Fonte: Rockwood and Matsen's The Shoulder, 5.ed., p. 632)

213. A cirurgia de reparo artroscópico de Bankart, junto com o *remplissage*, pode resultar na perda de uma média de rotação lateral do ombro de:
a. 10 graus.
b. 15 graus.
c. 20 graus.
d. 25 graus.
(Fonte: Rockwood and Matsen's The Shoulder, 5.ed., p. 632)

214. A cirurgia de *remplissage* pode gerar algumas complicações. Das listadas a seguir, qual não seria uma complicação dessa técnica?
a. Diminuição da rotação lateral.
b. Ruptura da junção miotendínea do infraespinhal.
c. Ruptura da junção miotendínea do supraespinhal.
d. Dor no manguito posterior.
(Fonte: Rockwood and Matsen's The Shoulder, 5.ed., p. 632)

215. No tratamento cirúrgico da instabilidade, o intervalo deltopeitoral deve ser muito cuidadosamente aberto, com a veia afastada lateralmente com o músculo deltoide. A ligação rotineira da veia produz:
a. Congestão venosa na área e na extremidade superior.
b. Aumento do conforto pós-operatório.
c. Menos dor pós-operatória.
d. Menos edema pós-operatório.
(Fonte: Rockwood and Matsen's The Shoulder, 5.ed., p. 633)

216. No tratamento cirúrgico da instabilidade, para facilitar o isolamento do nervo axilar, a posição do braço deve estar em:
a. Abdução e rotação lateral.
b. Adução e rotação interna.
c. Adução e rotação neutra.
d. Abdução e rotação neutra.
(Fonte: Rockwood and Matsen's The Shoulder, 5.ed., p. 635)

217. No tratamento cirúrgico da instabilidade anterior, a borda inferior do subescapular é identificada pela presença:
a. Do nervo axilar.
b. Do nervo musculocutâneo.
c. Da artéria subescapular.
d. Da artéria circunflexa e veias umerais anteriores.
(Fonte: Rockwood and Matsen's The Shoulder, 5.ed., p. 635)

218. No reparo de Bankart aberto, o fechamento da porção inferior da cápsula é realizado com o braço em:
a. 45 graus de abdução e 45 graus de rotação lateral.
b. 45 graus de adução e 45 graus de rotação medial.
c. 90 graus de abdução e 90 graus de rotação lateral.
d. 45 graus de abdução e 45 graus de rotação medial.
(Fonte: Rockwood and Matsen's The Shoulder, 5.ed., p. 636)

219. Na cirurgia de Latarjet, ao coletar o enxerto do coracoide, para relaxar o deltoide e colocar o ligamento coracoacromial sob tensão, o braço é:

a. Aduzido e girado lateralmente.
b. Abduzido e girado lateralmente.
c. Abduzido e girado medialmente.
d. Aduzido e girado medialmente.

(Fonte: Rockwood and Matsen's The Shoulder, 5.ed., p. 638)

220. Na cirurgia de Latarjet, a base coracoide é exposta posteriormente à inserção dos ligamentos coracoclaviculares (CC), proporcionando o máximo de comprimento coracoide possível, que é de, aproximadamente:

a. 10 a 15 mm.
b. 15 a 20 mm.
c. 20 a 25 mm.
d. 25 a 30 mm.

(Fonte: Rockwood and Matsen's The Shoulder, 5.ed., p. 638)

221. Na cirurgia de Latarjet, para deixar o músculo subescapular sob tensão, antes de seccioná-lo, o braço é colocado:

a. Em adução e 30 graus de rotação lateral.
b. Em abdução e 30 graus de rotação lateral.
c. Em adução e 30 graus de rotação medial.
d. Em abdução e 30 graus de rotação medial.

(Fonte: Rockwood and Matsen's The Shoulder, 5.ed., p. 640)

222. Descobertas recentes indicam que a instabilidade posterior frequentemente ocorre em associação com instabilidade anterior traumática combinada. Em um estudo de Song et al. (2015), quantos casos de instabilidade operatória continham instabilidade posterior combinada com anterior identificada no momento da cirurgia?

a. 10%.
b. 20%.
c. 40%.
d. 60%.

(Fonte: Rockwood and Matsen's The Shoulder, 5.ed., p. 641)

223. Na cirurgia para corrigir a instabilidade posterior com bloqueio ósseo, as seguintes complicações podem ocorrer, exceto:

a. Fratura intra-articular da glenoide.
b. Instabilidade posterior recorrente.
c. Aumento da rotação medial.
d. Inclinação anterior excessiva e instabilidade anterior.

(Fonte: Rockwood and Matsen's The Shoulder, 5.ed., p. 643)

224. Ao realizar o reparo aberto do lábio posterior para correção da instabilidade posterior, coloca-se o braço em:

a. 5 graus de rotação lateral e 15 graus de abdução.
b. 5 graus de rotação medial e 15 graus de adução.
c. 15 graus de rotação lateral e 30 graus de abdução.
d. 15 graus de rotação medial e 30 graus de adução.

(Fonte: Rockwood and Matsen's The Shoulder, 5.ed., p. 645)

225. Nos pacientes com instabilidade multidirecional, a lesão essencial é a:

a. Lesão de Bankart.
b. Frouxidão capsular.
c. Lesão de McLaughlin.
d. Lesão óssea.

(Fonte: Rockwood and Matsen's The Shoulder, 5.ed., p. 646)

226. Os exercícios de reabilitação e propriocepção escapular são a base do tratamento inicial para pacientes com instabilidade multidirecional atraumática. No entanto, podem ocorrer falha do tratamento apenas com fisioterapia em até:

a. 5% dos casos.
b. 10% dos casos.
c. 20% dos casos.
d. 40% dos casos.

(Fonte: Rockwood and Matsen's The Shoulder, 5.ed., p. 646)

227. Quando a anamnese e o exame físico indicam que o ombro está solto em todas as direções, quando as translações são sintomáticas e causam queixas no paciente e quando o paciente não responde a uma fisioterapia apropriada, a cirurgia artroscópica ou aberta é considerada. O procedimento original descrito para esses casos foi uma plicatura capsular inferior descrita por:

a. Neer e Foster.
b. McLaughlin.
c. Bigliani.
d. Tibone e Bradley.

(Fonte: Rockwood and Matsen's The Shoulder, 5.ed., p. 646)

228. Na série de Choi e Olgivie-Harris (2002), 82% dos atletas retornaram ao esporte após um procedimento anterior e 75% dos atletas puderam retornar ao esporte após um procedimento posterior. No entanto, dos pacientes com procedimentos combinados inferiores, anteriores e posteriores, foram capazes de retornar ao esporte:
   a. 3%.
   b. 9%.
   c. 17%.
   d. 35%.
   (Fonte: Rockwood and Matsen's The Shoulder, 5.ed., p. 647)

229. Lesões bipolares do ombro (defeito ósseo da glenoide e lesão de Hill-Sachs) são comumente observadas em pacientes com luxação anterior recidivante do ombro em cerca de:
   a. 50% dos casos.
   b. 65% dos casos.
   c. 80% dos casos.
   d. 90% dos casos.
   (Fonte: Rockwood and Matsen's The Shoulder, 5.ed., p. 648)

230. Nas cirurgias para tratamento da instabilidade anterior do ombro, permanece a questão sobre qual tamanho de defeito ósseo da glenoide requer tratamento. O tamanho crítico de um defeito da glenoide é de cerca de:
   a. 10% da largura da glenoide.
   b. 17% da largura da glenoide.
   c. 20% da largura da glenoide.
   d. 25% da largura da glenoide.
   (Fonte: Rockwood and Matsen's The Shoulder, 5.ed., p. 648)

231. Nas cirurgias para tratamento da instabilidade anterior do ombro, permanece a questão sobre qual tamanho de defeito ósseo da glenoide requer tratamento. Alguns estudos determinaram que o tamanho do defeito aceitável e o tamanho do defeito inaceitável, ambos em comparação ao tamanho da glenoide, são, respectivamente:
   a. Menor que 17% e maior que 25%.
   b. Menor que 10% e maior que 25%.
   c. Menor que 17% e maior que 20%.
   d. Menor que 10% e maior que 20%.
   (Fonte: Rockwood and Matsen's The Shoulder, 5.ed., p. 648)

CAPÍTULO 13 — MANGUITO ROTADOR

232. Qual é a principal artéria que supre o manguito rotador?
   a. Supraumeral.
   b. Toracoacromial.
   c. Subescapular.
   d. Supraescapular.
   (Fonte: Rockwood and Matsen's The Shoulder, 5.ed., p. 659)

233. Qual é a artéria comumente lesada na acromioplastia?
   a. Ramo clavicular da toracoacromial.
   b. Ramo acromial da coracoacromial.
   c. Ramo acromial da toracoacromial.
   d. Ramo clavicular da coracoacromial.
   (Fonte: Rockwood and Matsen's The Shoulder, 5.ed., p. 659)

234. Qual é o tipo de colágeno mais comum encontrado no manguito rotador?
   a. Tipo 1.
   b. Tipo 2.
   c. Tipo 3.
   d. Tipo 4.
   (Fonte: Rockwood and Matsen's The Shoulder, 5.ed., p. 664)

235. A classificação de Ellman para lesões parciais do manguito rotador é considerada uma subclassificação de qual estágio de Neer para a patologia do manguito rotador?
   a. Estágio 1.
   b. Estágio 2.
   c. Estágio 3.
   d. Estágio 4.
   (Fonte: Rockwood and Matsen's The Shoulder, 5.ed., p. 667)

236. Na classificação de Harryman para lesões do manguito rotador, o estágio 2 corresponde a:
   a. Lesão parcial do infraespinhal.
   b. Lesão parcial do supraespinhal.
   c. Lesão total do supraespinhal e parcial do infraespinhal.
   d. Lesão total do supraespinhal e total do infraespinhal.
   (Fonte: Rockwood and Matsen's The Shoulder, 5.ed., p. 667)

237. Qual das seguintes classificações ou métodos não é utilizado para mensurar atrofia muscular dos músculos do manguito rotador?
  a. Goutallier.
  b. Sinal da tangente de Zanetti.
  c. Razão de ocupação de Thomazeau.
  d. LaFosse.
  (Fonte: Rockwood and Matsen's The Shoulder, 5.ed., p. 668)

238. Segundo a classificação de LaFosse para lesões do subescapular, o tipo 3 corresponde a:
  a. Lesão completa do ⅓ superior.
  b. Lesão completa dos ⅔ superiores.
  c. Lesão completa com menos de 50% de infiltração gordurosa.
  d. Lesão completa com significativa infiltração gordurosa.
  (Fonte: Rockwood and Matsen's The Shoulder, 5.ed., p. 669)

239. Sobre o manguito rotador, assinale a alternativa falsa.
  a. As lesões parciais articulares respondem melhor à fisioterapia.
  b. Não se pode realizar tratamento conservador em lesões crônicas do subescapular.
  c. Uma das indicações de cirurgia imediata é a lesão aguda do subescapular.
  d. Nos pacientes abaixo de 60 anos e ativos, com lesões completas, há uma tendência de indicar o tratamento cirúrgico imediato.
  (Fonte: Rockwood and Matsen's The Shoulder, 5.ed., p. 683)

240. Qual é a taxa de rerruptura do manguito rotador após dois anos da cirurgia?
  a. 10%.
  b. 20%.
  c. 25%.
  d. 50%.
  (Fonte: Rockwood and Matsen's The Shoulder, 5.ed., p. 711)

CAPÍTULO 14 | **ARTROSCOPIA DO OMBRO**

241. Na instabilidade do ombro, uma lesão anteroinferior óssea de 1,5 mm na glenoide, corresponde, em média, a:
  a. 5% da glenoide.
  b. 10% da glenoide.
  c. 1% da glenoide.
  d. 15% da glenoide.
  (Fonte: Rockwood and Matsen's The Shoulder, 5.ed., p. 732)

242. A melhor classificação para a forma da lesão do manguito rotador foi descrita por Burkhart. Dentre os tipos estabelecidos, marque a alternativa correta.
  a. Crescente, L, L invertido, maciça, Z.
  b. Crescente, L, L invertido, maciça, U.
  c. Crescente, L, T, maciça, Z.
  d. Crescente, T, L invertido, maciça.
  (Fonte: Rockwood and Matsen's The Shoulder, 5.ed., p. 745)

243. Pela classificação de Cofield, a lesão de 1 a 3 cm é considerada:
  a. Pequena.
  b. Média.
  c. Grande.
  d. Maciça.
  (Fonte: Rockwood and Matsen's The Shoulder, 5.ed., p. 746)

244. Segundo a modificação de Fuchs para a classificação de infiltração gordurosa por ressonância do supraespinhal, pode-se afirmar que:
  a. Grau 0: tendão com mais estrias de gordura comparativamente ao músculo.
  b. Grau 1: tendão com a mesma quantia de estrias de gordura comparativamente ao músculo.
  c. Grau 2: tendão com menor quantia de estrias de gordura comparativamente ao músculo.
  d. Grau 3: normal.
  (Fonte: Rockwood and Matsen's The Shoulder, 5.ed., p. 746)

245. Qual é a porcentagem de pacientes com lesão do manguito rotador que apresentam lesão do subescapular?
a. Até 1%.
b. 2,1 a 10,5%.
c. 10,5 a 15,4%.
d. 15,4 a 42%.
(Fonte: Rockwood and Matsen's The Shoulder, 5.ed., p. 753)

246. Dentre os testes para avaliar a lesão do subescapular, qual deles é o mais sensível (60%)?
a. *Bear hug.*
b. *Belly press.*
c. *Lift-off.*
d. Gerber.
(Fonte: Rockwood and Matsen's The Shoulder, 5.ed., p. 753)

247. A obliteração da gordura subcoracoide entre o ligamento coracoumeral e o coracoide, e o aumento da espessura do ligamento coracoumeral e do intervalo rotador são alterações encontradas na ressonância magnética sugestivas de:
a. Tendinite calcária.
b. Tendinopatia do manguito rotador.
c. Capsulite adesiva.
d. Artrite glenoumeral.
(Fonte: Rockwood and Matsen's The Shoulder, 5.ed., p. 767)

248. A tendinite calcária afeta com maior frequência o músculo:
a. Infraespinhal, porção posterior.
b. Supraespinhal, área crítica.
c. Subescapular, intervalo rotador.
d. Supraespinhal, parte muscular.
(Fonte: Rockwood and Matsen's The Shoulder, 5.ed., p. 772)

249. Quais são as porções do cabo longo do bíceps?
a. Porção superior labral – intra-articular – túnel bicipital.
b. Intra-articular – túnel bicipital.
c. Intra-articular – extra-articular.
d. Porção superior labral – túnel bicipital.
(Fonte: Rockwood and Matsen's The Shoulder, 5.ed., p. 784)

250. A área conhecida como *"no man's land"*, no cabo longo do bíceps, situa-se entre:
   a. Peitoral maior e úmero.
   b. Subescapular e margem articular.
   c. Margem articular e complexo labral.
   d. Subescapular e peitoral maior.
   (Fonte: Rockwood and Matsen's The Shoulder, 5.ed., p. 784)

251. A lesão SLAP, segundo a classificação de Snyder, como mostra a figura, é do tipo:
   a. I.
   b. II.
   c. III.
   d. IV.
   (Fonte: Rockwood and Matsen's The Shoulder, 5.ed., p. 786)

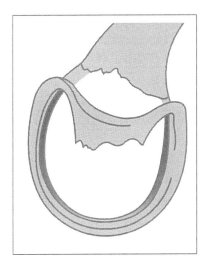

252. Segundo a classificação de Maffet, a lesão labral circunferencial é do tipo:
   a. IX.
   b. VI.
   c. VII.
   d. VIII.
   (Fonte: Rockwood and Matsen's The Shoulder, 5.ed., p. 786)

253. A que distância do cabo longo do bíceps é considerada zona hipovascular?
   a. Na sua inserção supraglenoidal.
   b. 0 a 12 mm de sua origem.
   c. 12 a 30 mm de sua origem.
   d. 30 a 43 mm de sua origem.
   (Fonte: Rockwood and Matsen's The Shoulder, 5.ed., p. 786)

254. A polia do cabo longo do bíceps é composta por:
   a. Ligamento glenoumeral médio (LGHM), ligamento coracoumeral, subescapular, supraespinhal.
   b. Ligamento glenoumeral superior (LGHS), ligamento coracoumeral, subescapular.
   c. Ligamento glenoumeral superior (LGHS), ligamento coracoumeral, subescapular, supraespinhal, ligamento transverso.
   d. Ligamento glenoumeral médio (LGHM), ligamento acromioclavicular, subescapular, supraespinhal.
   (Fonte: Rockwood and Matsen's The Shoulder, 5.ed., p. 789-92)

255. A rotura parcial e total do cabo longo do bíceps é comum, particularmente aquela ao longo da margem articular, que fica a aproximadamente _____ da origem.
   a. 2,5 cm.
   b. 1,5 cm.
   c. 1 cm.
   d. 3 cm.
   (Fonte: Rockwood and Matsen's The Shoulder, 5.ed., p. 790)

256. Qual porcentagem do cabo longo do bíceps pode ser visualizada durante uma artroscopia e qual zona é conhecida como *"no man's land"*?
   a. 45%, zona 1.
   b. 55%, zona 2.
   c. 67%, zona 3.
   d. 78%, zona 2.
   (Fonte: Rockwood and Matsen's The Shoulder, 5.ed., p. 790)

257. Quais são os limites da zona *"no man's land"* do cabo longo do bíceps?
   a. Articular ao subpeitoral.
   b. Articular ao subescapular.
   c. Subescapular ao peitoral maior.
   d. Abaixo do peitoral maior.
   (Fonte: Rockwood and Matsen's The Shoulder, 5.ed., p. 792)

258. Na zona 2 do cabo longo do bíceps, o teto é formado por fibras da bainha bicipital e do ligamento falciforme. O ligamento falciforme é uma expansão da cabeça esternocostal do músculo:
   a. Peitoral maior.
   b. Subescapular.
   c. Supraespinhal.
   d. Grande dorsal.
   (Fonte: Rockwood and Matsen's The Shoulder, 5.ed., p. 792)

259. A distância do cabo longo do bíceps, desde a sua origem no tubérculo supraglenoidal até a margem articular, é de:
   a. 25 a 36 mm.
   b. 12 a 24 mm.
   c. 37 a 42 mm.
   d. 43 a 54 mm.
   (Fonte: Rockwood and Matsen's The Shoulder, 5.ed., p. 799)

260. No ombro do atleta arremessador, são frequentemente encontrados:
   a. PASTA e SLAP.
   b. SLAP e Bankart.
   c. PASTA e PERTHES.
   d. PAINT e ALPSA.
   (Fonte: Rockwood and Matsen's The Shoulder, 5.ed., p. 804)

261. A localização mais frequente das roturas parciais articulares no arremessador é:
   a. Anterior ao supraespinhal.
   b. Posterior ao supraespinhal e anterior ao infraespinhal.
   c. Posterior ao infraespinhal.
   d. As lesões são completas e não parciais.
   (Fonte: Rockwood and Matsen's The Shoulder, 5.ed., p. 804)

262. A definição de déficit de rotação medial da articulação glenoumeral é a perda de:
   a. 10 graus.
   b. 15 graus.
   c. 20 graus.
   d. 25 graus.
   (Fonte: Rockwood and Matsen's The Shoulder, 5.ed., p. 814)

263. Como é chamada a ossificação posterior da glenoide no ombro do atleta arremessador?
a. Bennett.
b. Jobe.
c. Ruland.
d. Gerber.

(Fonte: Rockwood and Matsen's The Shoulder, 5.ed., p. 818)

264. Qual é o micro-organismo predominante na infecção intra-articular por artroscopia?
a. *P. acnes.*
b. *S. aureus.*
c. *S. epidermidis.*
d. *E. coli.*

(Fonte: Rockwood and Matsen's The Shoulder, 5.ed., p. 822)

CAPÍTULO 15   **ARTROSE DO OMBRO**

265. Para a avaliação pré-operatória do colo umeral, qual é a incidência radiográfica que deve ser realizada?
a. 35 graus de rotação medial.
b. 35 graus de rotação lateral.
c. 70 graus de rotação medial.
d. 70 graus de rotação lateral.
(Fonte: Rockwood and Matsen's The Shoulder, 5.ed., p. 853)

266. A tríade da artrose do ombro na doença degenerativa caracteriza-se por:
a. Contratura da cápsula anterior, desgaste posterior da glenoide e subluxação posterior do úmero.
b. Contratura da cápsula posterior, desgaste posterior da glenoide e subluxação posterior do úmero.
c. Contratura da cápsula anterior, desgaste anterior da glenoide e subluxação posterior do úmero.
d. Contratura da cápsula anterior, desgaste posterior da glenoide e subluxação anterior do úmero.
(Fonte: Rockwood and Matsen's The Shoulder, 5.ed., p. 856)

267. Sobre a artrose na artrite reumatoide, assinale a alternativa falsa.
a. A cartilagem é destruída igualmente nas articulações do ombro.
b. A glenoide é erodida medialmente, e não posteriormente, como na artrose primária.
c. É geralmente simétrica bilateral.
d. Osso subcondral geralmente não é osteopênico.
(Fonte: Rockwood and Matsen's The Shoulder, 5.ed., p. 857)

268. Sobre a artropatia do manguito rotador, assinale a alternativa incorreta.
a. Há perda da cartilagem superior da cabeça umeral.
b. Há femoralização da cabeça umeral.
c. Há acetabularização do arco coracoacromial.
d. A erosão da cartilagem da cabeça umeral começa superiormente, em contraste com a artrose primária e a artropatia da capsulorrafia, que começam posteriormente.
(Fonte: Rockwood and Matsen's The Shoulder, 5.ed., p. 867)

269. Sobre as causas de necrose avascular da cabeça umeral levando à artrose, assinale a alternativa incorreta.
a. Uso de esteroides.
b. Doença de Gaucher.
c. Alcoolismo.
d. Hipotireoidismo.

(Fonte: Rockwood and Matsen's The Shoulder, 5.ed., p. 873)

270. Sobre artropatia neuropática, assinale a alternativa falsa.
a. Associada com siringomielia, diabetes e outras causas de denervação.
b. Articulação e osso subcondral são destruídos porque os efeitos tróficos e protetores dos nervos são perdidos.
c. Diagnóstico diferencial com artrite séptica.
d. Possui bom prognóstico.

(Fonte: Rockwood and Matsen's The Shoulder, 5.ed., p. 878)

271. Qual das seguintes alternativas não é indicação de artrodese?
a. Paralisia do deltoide e do manguito rotador.
b. Infecção com perda de cartilagem articular.
c. Instabilidade articular refratária.
d. Lesão neurológica.

(Fonte: Rockwood and Matsen's The Shoulder, 5.ed., p. 892)

272. Para a avaliação do tamanho adequado dos componentes na artroplastia do ombro, quais valores dos testes clínicos são esperados?
a. 40 graus de rotação lateral após a aproximação das estruturas anteriores, 50% de translação da cabeça umeral em relação à largura da glenoide no teste da gaveta posterior, 60 graus de rotação medial com o braço abduzido.
b. 40 graus de rotação medial após a aproximação das estruturas anteriores, 50% de translação da cabeça umeral em relação à largura da glenoide no teste da gaveta posterior, 60 graus de rotação medial com o braço abduzido.
c. 40 graus de rotação lateral após a aproximação das estruturas anteriores, 50% de translação da cabeça umeral em relação à largura da glenoide no teste da gaveta anterior, 60 graus de rotação medial com o braço abduzido.
d. 40 graus de rotação lateral após a aproximação das estruturas anteriores, 50% de translação da cabeça umeral em relação à largura da glenoide no teste da gaveta posterior, 60 graus de rotação lateral com o braço abduzido.

(Fonte: Rockwood and Matsen's The Shoulder, 5.ed., p. 906)

CAPÍTULO 16 — BÍCEPS

273. De acordo com o estudo de Habermeyer et al. (1987), qual é a origem mais comum do bíceps?
- **a.** Tubérculo supraglenoidal.
- **b.** *Labrum* posterossuperior.
- **c.** Tubérculo supraglenoidal e *labrum* posterossuperior.
- **d.** *Labrum* anterossuperior.

(Fonte: Rockwood and Matsen's The Shoulder, 5.ed., p. 1046)

274. De acordo com a classificação de Vangsness para a distribuição anteroposterior do bíceps, assinale a alternativa verdadeira.
- **a.** Tipo 1: contribuição total do *labrum* anterior.
- **b.** Tipo 2: maior parte da contribuição é do *labrum* anterior.
- **c.** Tipo 4: maior parte da contribuição é do *labrum* posterior.
- **d.** O tipo 3 é o mais comum.

(Fonte: Rockwood and Matsen's The Shoulder, 5.ed., p. 1046)

275. Sobre a cabeça longa do bíceps, assinale a alternativa verdadeira.
- **a.** É intra-articular e intrassinovial.
- **b.** É irrigada pela artéria radial.
- **c.** Torna-se musculotendínea perto da inserção do peitoral maior.
- **d.** É suprida por duas artérias.

(Fonte: Rockwood and Matsen's The Shoulder, 5.ed., p. 1047)

276. Sobre o tendão da cabeça longa do bíceps, assinale a alternativa falsa.
- **a.** A parte proximal é suprida pela artéria circunflexa umeral anterior.
- **b.** Pode ser dividido em duas zonas.
- **c.** Na zona de tração, o tendão é semelhante a um tendão normal.
- **d.** Vascularização tem um papel fundamental na patogênese da ruptura do tendão bicipital.

(Fonte: Rockwood and Matsen's The Shoulder, 5.ed., p. 1047)

277. Em qual posição do braço há maior quantidade de tendão do bíceps intra-articular?
- **a.** Adução e extensão.
- **b.** Abdução e extensão.
- **c.** Adução e flexão.
- **d.** Abdução e flexão.

(Fonte: Rockwood and Matsen's The Shoulder, 5.ed., p. 1047)

278. Qual das seguintes estruturas não mantém o tendão do cabo longo do bíceps em sua posição anatômica?
a. Tendão do músculo supraespinhal.
b. Tendão do músculo subescapular.
c. Ligamento glenoumeral médio.
d. Ligamento coracoumeral.
(Fonte: Rockwood and Matsen's The Shoulder, 5.ed., p. 1048)

279. Qual é a principal estrutura que impede o deslocamento medial do cabo longo do bíceps?
a. Espessamento da cápsula articular pelo ligamento coracoumeral e tendões do supraespinhal e subescapular.
b. Ligamento glenoumeral superior.
c. Ligamento transverso.
d. Tendão do músculo subescapular.
(Fonte: Rockwood and Matsen's The Shoulder, 5.ed., p. 1060)

280. O tipo VI adicionado por Maffet à classificação de Snyder para lesões SLAP é caracterizado por:
a. Extensão de uma lesão labral superior que inclui uma lesão labral anteroinferior.
b. *Flap* labral instável e separação do tendão do bíceps.
c. Destacamento do complexo bíceps-labral com extensão para ligamento glenoumeral médio.
d. Lesão labral circunferencial.
(Fonte: Rockwood and Matsen's The Shoulder, 5.ed., p. 1048)

281. O tipo II da classificação de Slatis e Aalto para lesões do bíceps é caracterizado por:
a. Tendinopatia secundária a impacto e lesão do manguito rotador.
b. Subluxação do bíceps.
c. Tendinopatia por atrito na goteira bicipital.
d. Ruptura.
(Fonte: Rockwood and Matsen's The Shoulder, 5.ed., p. 1061)

282. Com relação à tenossinovite do cabo longo do bíceps, assinale a alternativa verdadeira.
a. A maioria dos casos ocorre entre 55 e 65 anos de idade.
b. Na maioria dos casos, é bilateral.
c. Os casos mais graves ocorrem em pacientes mais velhos.
d. Na minoria dos casos, havia um processo patológico localizado.
(Fonte: Rockwood and Matsen's The Shoulder, 5.ed., p. 1063)

283. Qual é a complicação mais comum após o tratamento de uma lesão do bíceps?
   a. Dor residual.
   b. Falha em reconhecer uma lesão do manguito rotador concomitante.
   c. Perda de força.
   d. Lesão neurológica.

   (Fonte: Rockwood and Matsen's The Shoulder, 5.ed., p. 1073)

CAPÍTULO 17 — PROBLEMAS NEUROLÓGICOS

284. Sobre a lesão do nervo musculocutâneo, assinale a alternativa falsa.
   a. Pode haver lesão na luxação glenoumeral.
   b. Geralmente, há déficit apenas sensitivo.
   c. Geralmente, a lesão ocorre em associação com trauma severo ao plexo braquial.
   d. A maioria das neuropraxias pós-cirúrgicas resolve-se espontaneamente.
   (Fonte: Rockwood and Matsen's The Shoulder, 5.ed., p. 1095)

285. Sobre o nervo axilar, assinale a alternativa verdadeira.
   a. Sua lesão é rara.
   b. Origina-se do fascículo posterior.
   c. Passa pelo intervalo quadrangular.
   d. Origina-se de C6 e C7.
   (Fonte: Rockwood and Matsen's The Shoulder, 5.ed., p. 1095)

286. Sobre o nervo axilar, assinale a alternativa verdadeira.
   a. Sua lesão isolada é comum.
   b. Mais comumente, a sua lesão ocorre após a lesão penetrante.
   c. É o nervo mais comumente lesado em luxações do ombro.
   d. Nas lesões após luxação do ombro, o prognóstico de recuperação é ruim.
   (Fonte: Rockwood and Matsen's The Shoulder, 5.ed., p. 1096)

287. Sobre o nervo espinhal acessório, assinale a alternativa falsa.
   a. Inerva os músculos esternocleidomastóideo e trapézio.
   b. Sua lesão raramente não é diagnosticada.
   c. A queixa mais comum dos pacientes é dor inespecífica no ombro.
   d. Exploração cirúrgica deve ser realizada, de preferência, em até seis meses.
   (Fonte: Rockwood and Matsen's The Shoulder, 5.ed., p. 1100)

288. Sobre o nervo torácico longo, assinale a alternativa verdadeira.
   a. Origina-se de C4, C5 e C6.
   b. Raramente é lesado em trauma penetrante.
   c. É a causa mais comum de lesão durante procedimentos cirúrgicos.
   d. Tem um curso relativamente curto.
   (Fonte: Rockwood and Matsen's The Shoulder, 5.ed., p. 1102)

289. Sobre o nervo supraescapular, assinale a alternativa verdadeira.
   a. Cisto gangliônico é uma causa de compressão.
   b. Pode ocorrer lesão por tração em atletas de beisebol e vôlei.
   c. Neuropatia crônica desse nervo em atletas é tratada com cirurgia.
   d. Suas lesões são tratadas sempre de forma cirúrgica.

   (Fonte: Rockwood and Matsen's The Shoulder, 5.ed., p. 1107)

CAPÍTULO 18 — **CAPSULITE ADESIVA**

290. Assinale a alternativa falsa sobre capsulite adesiva.
   a. 70% dos indivíduos acometidos são mulheres.
   b. Incidência na população geral é de 2 a 5%.
   c. A chance de desenvolvimento da doença no lado contralateral é de 50%.
   d. Recidiva no mesmo ombro é incomum.
   (Fonte: Rockwood and Matsen's The Shoulder, 5.ed., p. 1128)

291. Qual é a faixa etária mais acometida pela capsulite adesiva?
   a. 20 a 40 anos.
   b. 40 a 60 anos.
   c. 60 a 80 anos.
   d. Acima de 80 anos.
   (Fonte: Rockwood and Matsen's The Shoulder, 5.ed., p. 1128)

292. Qual das seguintes medicações não está associada ao desenvolvimento de capsulite adesiva?
   a. Inibidores de protease.
   b. Macrolídeos.
   c. Barbitúricos.
   d. Fluoroquinolonas.
   (Fonte: Rockwood and Matsen's The Shoulder, 5.ed., p. 1130)

293. Qual das seguintes situações não é uma contraindicação para a realização de manipulação sob anestesia no tratamento da capsulite adesiva?
   a. Fase inflamatória da capsulite adesiva.
   b. Presença de lesão associada do manguito rotador.
   c. Capsulite pós-traumática.
   d. Presença de tendinite calcária associada.
   (Fonte: Rockwood and Matsen's The Shoulder, 5.ed., p. 1144)

CAPÍTULO 19 — OMBRO EM ATLETAS

294. Em relação às lesões parciais do manguito rotador em atletas, qual é o tipo mais comum?
- **a.** Bursais.
- **b.** Articulares.
- **c.** Intrassubstanciais.
- **d.** Não há um tipo mais comum.

(Fonte: Rockwood and Matsen's The Shoulder, 5.ed., p. 1179)

295. Qual porcentagem de atletas apresenta lesões articulares parciais assintomáticas do manguito rotador (PASTA *lesion*)?
- **a.** 20%.
- **b.** 30%.
- **c.** 40%.
- **d.** 50%.

(Fonte: Rockwood and Matsen's The Shoulder, 5.ed., p. 1179)

296. A técnica de reparo transtendíneo *in situ* do manguito rotador é indicada para:
- **a.** Atleta arremessador profissional com lesão parcial bursal de 50%.
- **b.** Atleta arremessador profissional com lesão parcial articular de 50%.
- **c.** Atleta arremessador recreacional com lesão parcial bursal de 50%.
- **d.** Atleta arremessador recreacional com lesão parcial articular de 50%.

(Fonte: Rockwood and Matsen's The Shoulder, 5.ed., p. 1180)

297. De acordo com Conway (2001), as lesões parciais articulares intrassubstanciais (PAINT *lesion*) em atletas arremessadores acometem mais comumente:
- **a.** A camada superior do supraespinhal.
- **b.** A camada média do supraespinhal.
- **c.** A camada superior do infraespinhal.
- **d.** A camada média do infraespinhal.

(Fonte: Rockwood and Matsen's The Shoulder, 5.ed., p. 1182)

298. A lesão de Bennett (exostose do arremessador) é uma mineralização de qual parte da glenoide?
   a. Posteroinferior.
   b. Posterossuperior.
   c. Anteroinferior.
   d. Anterossuperior.
   (Fonte: Rockwood and Matsen's The Shoulder, 5.ed., p. 1185)

299. A lesão de Bennett (exostose do arremessador) está associada à inserção de qual ligamento glenoumeral?
   a. Superior.
   b. Médio.
   c. Banda anterior do inferior.
   d. Banda posterior do inferior.
   (Fonte: Rockwood and Matsen's The Shoulder, 5.ed., p. 1185)

300. A síndrome de *"burner"* (*"stinger"*) que acomete atletas de colisão ocorre devido à lesão de qual estrutura?
   a. Tronco superior do plexo braquial.
   b. Tronco médio do plexo braquial.
   c. Tronco inferior do plexo braquial.
   d. Nervo supraescapular.
   (Fonte: Rockwood and Matsen's The Shoulder, 5.ed., p. 1195)

301. Há compressão de qual estrutura na síndrome do espaço quadrilátero?
   a. Nervo radial.
   b. Artéria circunflexa umeral anterior.
   c. Artéria circunflexa umeral posterior.
   d. Nervo ulnar.
   (Fonte: Rockwood and Matsen's The Shoulder, 5.ed., p. 1196)

302. A síndrome de Paget-Schroetter que pode ocorrer em atletas caracteriza-se por:
   a. Compressão radicular.
   b. Instabilidade do ombro.
   c. Insuficiência arterial dos membros superiores.
   d. Trombose venosa espontânea de membros superiores.
   (Fonte: Rockwood and Matsen's The Shoulder, 5.ed., p. 1198)

303. Em relação à ruptura do peitoral maior, assinale a alternativa falsa.
   a. É mais comum em homens de 20 a 40 anos de idade.
   b. O tipo 3 da classificação de Tietjen caracteriza-se por lesões completas.
   c. A maioria dos casos ocorre durante exercício de supino.
   d. Sua incidência tem se mantido constante.
   (Fonte: Rockwood and Matsen's The Shoulder, 5.ed., p. 1198)

RESPOSTAS

Capítulo 1		Questão 37	D	Questão 76	B	Questão 113	B
Questão 1	A	Questão 38	B	Questão 77	A	Questão 114	A
Questão 2	B	Questão 39	A	Questão 78	C	Questão 115	D
Questão 3	B	Questão 40	B	Questão 79	C	Questão 116	D
Questão 4	B	Questão 41	B	**Capítulo 8**		Questão 117	B
Questão 5	B	Questão 42	A	Questão 80	B	Questão 118	C
Questão 6	A	Questão 43	B	Questão 81	B	Questão 119	D
Questão 7	C	Questão 44	C	Questão 82	C	Questão 120	D
Questão 8	A	Questão 45	D	Questão 83	B	Questão 121	B
Questão 9	B	Questão 46	B	Questão 84	C	Questão 122	D
Questão 10	B	Questão 47	C	Questão 85	C	Questão 123	D
Capítulo 2		Questão 48	B	Questão 86	B	Questão 124	D
Questão 11	C	Questão 49	C	Questão 87	A	Questão 125	B
Questão 12	B	Questão 50	C	Questão 88	A	Questão 126	B
Questão 13	D	Questão 51	A	**Capítulo 9**		Questão 127	D
Questão 14	C	Questão 52	C	Questão 89	B	Questão 128	A
Questão 15	A	**Capítulo 6**		Questão 90	A	**Capítulo 12**	
Questão 16	A	Questão 53	D	Questão 91	C	Questão 129	B
Questão 17	C	Questão 54	C	Questão 92	D	Questão 130	A
Questão 18	A	Questão 55	A	Questão 93	A	Questão 131	B
Capítulo 3		Questão 56	A	Questão 94	D	Questão 132	A
Questão 19	D	Questão 57	C	**Capítulo 10**		Questão 133	A
Questão 20	D	**Capítulo 7**		Questão 95	A	Questão 134	D
Questão 21	A	Questão 58	C	Questão 96	B	Questão 135	B
Questão 22	A	Questão 59	A	Questão 97	B	Questão 136	C
Questão 23	A	Questão 60	D	Questão 98	C	Questão 137	D
Questão 24	A	Questão 61	B	Questão 99	C	Questão 138	A
Questão 25	C	Questão 62	A	Questão 100	B	Questão 139	B
Questão 26	D	Questão 63	C	Questão 101	B	Questão 140	A
Questão 27	C	Questão 64	A	Questão 102	A	Questão 141	C
Capítulo 4		Questão 65	B	Questão 103	C	Questão 142	B
Questão 28	A	Questão 66	A	Questão 104	C	Questão 143	C
Questão 29	B	Questão 67	B	Questão 105	C	Questão 144	C
Questão 30	D	Questão 68	C	Questão 106	C	Questão 145	D
Questão 31	D	Questão 69	D	Questão 107	B	Questão 146	B
Questão 32	A	Questão 70	A	Questão 108	D	Questão 147	D
Questão 33	A	Questão 71	D	Questão 109	D	Questão 148	A
Questão 34	D	Questão 72	A	Questão 110	C	Questão 149	A
Questão 35	B	Questão 73	B	Questão 111	B	Questão 150	C
Capítulo 5		Questão 74	C	**Capítulo 11**		Questão 151	D
Questão 36	B	Questão 75	D	Questão 112	D	Questão 152	C

Questão 153	D	Questão 197	A	Questão 240	C	Questão 281	B

Questão 153	D	Questão 197	A	Questão 240	C	Questão 281	B
Questão 154	C	Questão 198	C	**Capítulo 14**		Questão 282	C
Questão 155	B	Questão 199	B	Questão 241	A	Questão 283	B
Questão 156	C	Questão 200	A	Questão 242	B	**Capítulo 17**	
Questão 157	D	Questão 201	B	Questão 243	B	Questão 284	B
Questão 158	D	Questão 202	A	Questão 244	C	Questão 285	B
Questão 159	B	Questão 203	C	Questão 245	B	Questão 286	C
Questão 160	C	Questão 204	D	Questão 246	A	Questão 287	B
Questão 161	C	Questão 205	C	Questão 247	C	Questão 288	B
Questão 162	A	Questão 206	A	Questão 248	B	Questão 289	B
Questão 163	B	Questão 207	C	Questão 249	B	**Capítulo 18**	
Questão 164	A	Questão 208	C	Questão 250	D	Questão 290	C
Questão 165	B	Questão 209	D	Questão 251	C	Questão 291	B
Questão 166	C	Questão 210	B	Questão 252	A	Questão 292	B
Questão 167	A	Questão 211	A	Questão 253	C	Questão 293	D
Questão 168	C	Questão 212	C	Questão 254	C	**Capítulo 19**	
Questão 169	D	Questão 213	A	Questão 255	A	Questão 294	B
Questão 170	A	Questão 214	C	Questão 256	B	Questão 295	C
Questão 171	C	Questão 215	A	Questão 257	C	Questão 296	D
Questão 172	C	Questão 216	C	Questão 258	A	Questão 297	D
Questão 173	A	Questão 217	D	Questão 259	A	Questão 298	A
Questão 174	B	Questão 218	A	Questão 260	A	Questão 299	D
Questão 175	A	Questão 219	B	Questão 261	B	Questão 300	A
Questão 176	C	Questão 220	C	Questão 262	C	Questão 301	C
Questão 177	D	Questão 221	A	Questão 263	A	Questão 302	D
Questão 178	D	Questão 222	C	Questão 264	A	Questão 303	D
Questão 179	A	Questão 223	C	**Capítulo 15**			
Questão 180	C	Questão 224	A	Questão 265	B		
Questão 181	C	Questão 225	B	Questão 266	A		
Questão 182	A	Questão 226	D	Questão 267	D		
Questão 183	B	Questão 227	A	Questão 268	D		
Questão 184	A	Questão 228	C	Questão 269	D		
Questão 185	D	Questão 229	C	Questão 270	D		
Questão 186	C	Questão 230	D	Questão 271	D		
Questão 187	A	Questão 231	A	Questão 272	A		
Questão 188	C	**Capítulo 13**		**Capítulo 16**			
Questão 189	B	Questão 232	B	Questão 273	B		
Questão 190	B	Questão 233	C	Questão 274	D		
Questão 191	D	Questão 234	A	Questão 275	C		
Questão 192	A	Questão 235	C	Questão 276	D		
Questão 193	D	Questão 236	C	Questão 277	A		
Questão 194	A	Questão 237	D	Questão 278	C		
Questão 195	C	Questão 238	B	Questão 279	A		
Questão 196	B	Questão 239	B	Questão 280	B		

BIBLIOGRAFIA

Arciero RA, Wheeler JH, Ryan JB, et al. Arthroscopic Bankart repair vs. nonoperative treatment for acute, initial, anterior shoulder dislocations. Am J Sports Med. 1994;22:589-594.

Beitzel K, Mazzocca AD, Bak K, et al. Upper Extremity Committee of ISAKOS. ISAKOS upper extremity committee consensus statement on the need for diversification of the Rockwood classification for acromioclavicular joint injuries. Arthroscopy. 2014;30(2):271-278.

Bigliani LU, Pollock RG, Soslowsky LJ, et al. Tensile properties of the inferior glenohumeral ligament. J Orthop Res. 1992;10(2):187-197.

Branch TP, Burdette HL, Shatiriari AS, et al. The role of the acromioclavicular ligaments and the effect of distal clavicle excision. Am J Sports Med. 1996;24:293-297.

Burkhart SS, De Beer JF, Barth JR, et al. Results of modified Latarjet reconstruction in patients with anteroinferior instability and significant bone loss. Arthroscopy. 2007;23(10):1033-1041.

Burkhart SS, De Beer JF, Tehrany AM, et al. Quantifying glenoid bone loss arthroscopically in shoulder instability. Arthroscopy. 2002;18(5):488-491.

Burkhead WZ, Rockwood CA Jr. Treatment of instability of the shoulder with an exercise program. J Bone Joint Surg Am. 2000;74(6):890-896.

Chalmers PN, Mascarenhas R, Leroux T, et al. Do arthroscopic and open stabilization techniques restore equivalent stability to the shoulder in the setting of anterior glenohumeral instability? A systematic review of overlapping meta-analyses. Arthroscopy. 2015;31(2):355-363.

Choi CH, Ogilvie-Harris DJ. Inferior capsular shift operation for multidirectional instability of the shoulder in players of contact sports. Br J Sports Med. 2002;36(4):290-294.

Churchill RS, Brems JJ, Kotschic H. Glenoid size, inclination, and version: an anatomic study. J Shoulder Elbow Surg. 2001;10(4):327-332.

Conway JE. Arthroscopic repair of partial-thickness rotator cuff tears and SLAP lesions in professional baseball players. Orthop Clin North Am. 2001;32(3):443-456.

DePalma AF, Callery G, Bennett GA. Shoulder joint: variational anatomy and degenerative regions of the shoulder joint. Instr Course Lect. 1949;6:255-281.

Dowdy PA, O'Driscoll SW. Shoulder instability. An analysis of family history. J Bone Joint Surg Br. 1993;75(5):782-784.

Edwards SL, Wilson NA, Flores SE, et al. Arthroscopic distal clavicle resection: a biomechanical analysis of resection length and joint compliance in a cadaveric model. Arthroscopy. 2007;23(12):1278-1284.

Fredriksson AS, Tegner Y. Results of the Putti-Platt operation for recurrent anterior dislocation of the shoulder. Int Orthop. 1991;15:185-188.

Green MR, Christensen KP. Arthroscopic Bankart procedure: two- to five year follow-up with clinical correlation to severity of glenoid labral lesion. Am J Sports Med. 1995;23(3):276-281.

Habermeyer P, Kaiser E, Knappe M, et al. Functional anatomy and biomechanics of the long biceps tendon. Unfallchirurg. 1987;90:319-329.

Harryman DT II, Sidles JA, Clark JM, et al. Translation of the humeral head on the glenoid with passive glenohumeral motion. J Bone Joint Surg Am. 1990;72(9):1334-1343.

Hertel R, Hempfing A, Stiehler A, et al. Predictors of humeral head ischemia after intracapsular fracture of the proximal humerus. J Shoulder Elbow Surg. 2004;13(4):427-433.

Hill HA, Sachs MD. The grooved defect of the humeral head. A frequently unrecognized complication of dislocations of the shoulder joint. Radiology. 1940;35:690-700.

Hovelius L, Thorling J, Fredin H. Recurrent anterior dislocation of the shoulder. Results after the Bankart and Putti-Platt operations. J Bone Joint Surg Am. 1979;61:566-569.

Hovelius L. Anterior dislocation of the shoulder in teen-agers and young adults. Five-year prognosis. J Bone Joint Surg Am. 1987;69:393-399.

Lazarus MD, Harryman DT II. Complications of open anterior repairs for instability and their solutions. In: Warner J, Iannotti J, Gerber R (eds). Complex and revision problems in shoulder surgery. Philadelphia: Lippincott–Raven; 1996.

Miller SL, Cleeman E, Auerbach J, et al. Comparison of intra-articular lidocaine and intravenous sedation for reduction of shoulder dislocations: a randomized, prospective study. J Bone Joint Surg. 2002;84A:2135-2139.

Morrey BF, Janes JM. Recurrent anterior dislocation of the shoulder: Longterm follow-up of the Putti-Platt and Bankart procedures. J Bone Joint Surg Am. 1976;58:252-256.

Murachovsky J, Ikemoto RY, Nascimento LGP, et al. Pectoralis major tendon reference (PMT): a new method for accurate restoration of humeral length with hemiarthroplasty for fracture. J Shoulder Elbow Surg. 2006;15:675-678.

Neer CS II. Involuntary inferior and multidirectional instability of the shoulder: etiology, recognition, and treatment. Instr Course Lect. 1985;34: 232-238.

Neer CS II, Foster CR. Inferior capsular shift for involuntary inferior and multidirectional instability of the shoulder. A preliminary report. J Bone Joint Surg Am. 1980;62(6):897-908.

Neer CS II, Horwitz BS. Fractures of the proximal humeral epiphysial plate. Clin Orthop Relat Res. 1965;41:24-31.

Neviaser TJ. The anterior labroligamentous periosteal sleeve avulsion lesion: a cause of anterior instability of the shoulder. Arthroscopy. 1993;9(1):17-21.

O'Driscoll SW, Evans DC. Long-term results of staple capsulorrhaphy for anterior instability of the shoulder. J Bone Joint Surg Am. 1993;75:249-258.

Robinson CM, Howes J, Murdoch H, et al. Functional outcome and risk of recurrent instability after primary traumatic anterior shoulder dislocation in young patients. J Bone Joint Surg Am. 2006;88(11):2326-2336.

Rockwood CA. Personal communication; 1989.

Rowe CR, Patel D, Southmayd WW. The Bankart procedure: long-term endresult study. J Bone Joint Surg Am. 1978;60(1):1-16.

Rowe CR, Zarins B. Recurrent transient subluxation of the shoulder. J Bone Joint Surg Am. 1981;63:863-872.

Song DJ, Cook JB, Krul KP, et al. High frequency of posterior and combined shoulder instability in young active patients. J Shoulder Elbow Surg. 2015;24(2):186-190.

Speed K. Fractures and dislocation. Philadelphia: Lea & Febiger; 1942.

Stimson LA. A practical treatise on fractures and dislocations. Philadelphia:Lea & Febiger; 1912.

van Kampen DA, van den Berg T, van der Woude HJ, et al. Diagnostic value of patient characteristics, history, and six clinical tests for traumatic anterior shoulder instability. J Shoulder Elbow Surg. 2013;22(10):1310-1319.

Yamamoto N, Muraki T, Sperling JW, et al. Stabilizing mechanism in bonegrafting of a large glenoid defect. J Bone Joint Surg Am. 2010;92(11): 2059-2066.

Zuckerman JD, Gallagher MA, Cuomo F, et al. Effect of instability and subsequent anterior shoulder repair on proprioceptive ability. Presented at the American Shoulder and Elbow Surgeons 12th Open Meeting; March 1996; Atlanta, GA.